简明小儿心电图学

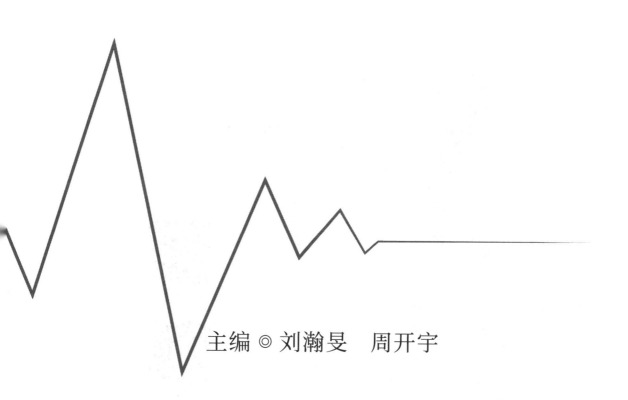

主编 ◎ 刘瀚旻　周开宇

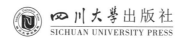
四川大学出版社
SICHUAN UNIVERSITY PRESS

图书在版编目（CIP）数据

简明小儿心电图学 / 刘瀚旻，周开宇主编. — 成都：
四川大学出版社，2023.4
ISBN 978-7-5690-5566-5

Ⅰ．①简… Ⅱ．①刘… ②周… Ⅲ．①小儿疾病－心
电图－教材 Ⅳ．① R725.404

中国版本图书馆 CIP 数据核字（2022）第 119204 号

书　　名：简明小儿心电图学
　　　　　Jianming Xiao'er Xindiantuxue
主　　编：刘瀚旻　周开宇

选题策划：梁　平　周　艳
责任编辑：周　艳
责任校对：倪德君
装帧设计：裴菊红
责任印制：王　炜

出版发行：四川大学出版社有限责任公司
　　　　　地址：成都市一环路南一段 24 号（610065）
　　　　　电话：（028）85408311（发行部）、85400276（总编室）
　　　　　电子邮箱：scupress@vip.163.com
　　　　　网址：https://press.scu.edu.cn
印前制作：四川胜翔数码印务设计有限公司
印刷装订：成都市新都华兴印务有限公司

成品尺寸：185mm×260mm
印　　张：10.75
字　　数：259 千字

版　　次：2023 年 5 月 第 1 版
印　　次：2023 年 5 月 第 1 次印刷
定　　价：45.00 元

扫码获取数字资源

四川大学出版社
微信公众号

编委会

主　编　刘瀚旻　周开宇

副主编　乔莉娜

编　者（按姓氏笔画排序）

王晓琴　乔莉娜　刘瀚旻　周开宇

赵　亮　彭　茜　魏　丽

序一

时光如梭。22年前，由周同甫教授所编著的《简明小儿心电图学》一经出版就收获了无数拥趸。其贴近临床、简明扼要、专注于儿童心血管常见疾病的特色分析，为无数儿科临床医师拨开迷雾、释疑解惑提供了最好的钥匙。

22年来，中国儿童心血管领域从基础到临床都有了飞跃式的发展，对于儿童心电生理的认知也由跟随前人的步伐，慢慢走出了自己的特色。针对不同年龄段、不同发育阶段儿童心电图表现以及特点，国内诸多同道均有较好的研究、总结和发现。站在巨人的肩膀上，如今周同甫教授的杰出弟子，四川大学华西第二医院刘瀚旻教授、周开宇教授对《简明小儿心电图学》进行补充、修订、再版，无疑是对周教授所留下宝贵财富的最好继承和发扬。修订后的《简明小儿心电图学》简明、实用，来源临床，贴近临床，增加了近年来国内外报道的罕见儿童心律失常个案，无论对临床初学者或是儿童心血管执业医师都具有很好的指导意义。新增加的几类儿童常见心血管疾病心电图分析、心电评估技术等内容都紧跟前沿，与时俱进，为吸引、培养更多更专业的儿童心电生理专科医师提供了良好契机。

逝者如斯，在周同甫教授逝世10周年之际，由他的学生完成《简明小儿心电图学》的再版工作，让更多的同道传承、创新、发扬周教授博极医源、精勤不倦的大医风范和精神无疑是对周教授最好的纪念。

李 奋
2022 年 5 月 26 日

序二

　　与心电图仪器的临床普及程度相比，心电图诊断知识的普及明显不足，尤其是小儿心电图的判读和应用在临床工作中更具特点，因而更显匮乏，在一定程度上妨碍了小儿心电图知识的推广应用。因此，21 世纪初，周同甫教授编写了《简明小儿心电图学》，将小儿心电图知识加以浓缩，对心电图的原理进行简化描述，内容尽量集中于心电现象的描述，突出实用性，让初学者能够有兴趣读完并初步学会分析与使用。事实上，在过去的 22 年里，很多儿科医师都将《简明小儿心电图学》作为必读书目，书籍被反复印刷，确实达到了同甫先生的初衷，在儿科心脏病学的发展中展现了极好的生命力。

　　学科与知识是不断进步、发展和更新的。同甫先生在 2008 年患病前就已经产生将本书再版的想法。如今，同甫先生的学生，也是四川大学华西第二医院儿科及儿童心血管专业的中坚力量刘瀚旻教授、周开宇教授组织再版《简明小儿心电图学》，继续坚持其简明、实用的特点，补充了大量典型的心电图图片以便读者更好理解，同时紧跟学科前沿，新增加了一些临床常见的儿童心血管疾病心电图分析、心电评估技术等内容，图文并茂，为儿科心电图知识的推广与普及提供了良好的工具。

　　学科与知识也是不断传承的。虽然同甫先生离开我们已经 10 年了，但他严谨求是的学术思想、精益求精的临床思维、对儿科医学及儿科心脏病学的执着与热爱无不激励着他的学生、鼓舞着华西儿科人不断努力与进步。如今，《简明小儿心电图学》再版正是对同甫先生大医精神最好的传承。

华益民

2022 年 8 月 9 日

序三

  由华西妇产儿童医院周同甫教授编著的《简明小儿心电图学》面世至今已经 22 年了。22 年来该书因其简明实用，受到广大医学生、儿科医师包括心脏专科培训医师的欢迎，获得了较好的反响。

  20 多年来，医学事业飞速发展，小儿心血管专业也获得了长足的进步。为此，四川大学华西第二医院刘瀚旻教授、周开宇教授、乔莉娜教授率领周同甫教授的其他学生们对该书进行了修订补充，予以再版。本次再版秉承本书简明实用的原则，在原有基础上增添了若干少见心律失常疑难病例，结合心电表现，深入分析，可供读者拓宽视野，加深对小儿心脏电生理特点的理解；同时增加了川崎病、预激综合征、常用的心电评估技术等新的章节，电解质失衡及药物所致心电图异常也列出专章讲述，以适应当前儿童心血管疾病防治工作的需要。

  今年是周同甫教授去世 10 周年。10 年来，他的学生不负他的期盼，负重前行，令四川大学华西第二医院心血管学科各个层面都达到新的高度。同甫虽已离世，应大感宽慰。

  长江之水，滔滔东去，不舍昼夜。

  医学传承，亦当如是。

钟佑泉

2022 年 4 月 16 日

前 言

东流逝水，叶落纷飞；时间如白驹过隙，忽然而已。

恩师周同甫教授主编的《简明小儿心电图学》已经出版 22 个年头。其间，2008 年恩师患病，2012 年恩师离世，留下对儿科医学的满腔热忱、对儿科医学发展的殷切期待。

《简明小儿心电图学》一直受到儿科医师、心脏专科培训医师、心电图初学者、其他临床医师及临床相关平台科室医务人员的喜爱。作为周同甫教授的学生，我们更是经历了仔细阅读揣摩、与老师求教探索的难忘历程，在临床工作中获益颇深。二十多年后，面对本书短缺，我们将其复印作为教材，对学习者帮助极大，仍受到广泛欢迎。近年屡次学术会议中，均有同行询问《简明小儿心电图学》还能否买到或什么时候再版。

师母钟佑泉教授了解到上述情况以后，从一个儿科前辈的角度郑重委托我们将《简明小儿心电图学》进行修订及再版，提供临床所需，也是替恩师对儿科医学事业做出奉献。

受命诚惶，我们秉承先生"简明"的立意，继续将内容设立在儿科临床常见的异常心电现象上，突出重点、突出实用，同时不妨碍本书对目前小儿心电图学的重要学术观点的阐述，将实践中容易发生的谬误和某些与儿科临床密切相关的新进展进行深入探讨。本次修订，还根据学科发展情况，增加了预激综合征、川崎病心电图表现及常用的心电评估技术等内容，以便进一步满足临床日常工作需求。

感谢参与本书上一版的审阅及编撰专家唐胜才教授、王泽容教授、王美若教授及张晋老师，几位老师均已进入耄耋之年，其对儿科医学事业的热爱、对儿科心电诊疗发展的执着仍鞭策着我们不断进步！同时，上海交通大学医学院附属上海儿童医学中心李奋教授团队为本书成稿提供了大量各类复杂先天性心脏病的心电图，在此致以最衷心的感谢！

因自身水平有限，书中难免存在或大或小的瑕疵，敬请同行在阅读时不吝赐教，让我们能够不断得以提高。在本书付梓之际，由衷感谢各位编者为本书做出的贡献。

谨以《简明小儿心电图学》再版，纪念我们永远的恩师！

刘瀚旻　周开宇
2022 年 3 月 23 日

目 录

第一章　正常小儿心电图

第一节　心电图基本原理和基础测量

一、心电向量和心电图的生成

心肌细胞膜的电兴奋，即心肌的除极和复极，是心肌收缩、舒张的动因。心电活动传导到体表产生体表电位差的改变，用体表电极记录下这种电位差的变化，再以时间为横轴展开，就形成了心电图。

众多心肌细胞的电活动的综合效应可以用一个"等效电偶"来代表。可以假定等效电偶位居心脏的中央，在每个瞬间都具有方向和强度的改变。换句话说，它是一个不断变化的"向量"，或者称为"心电向量"。连续记录下心电向量的末端在每一瞬间的位置就形成一个向量环。心电图实际上就是心电向量环在体表投影的记录。

为了方便起见，我们将在三维空间中变化的心电向量，经过"两次投影"，投射到一定的"导联轴"上加以记录和描述。如图 $1-1-1$ 所示，用互相垂直的 X 轴、Y 轴、Z 轴形成坐标系，某一瞬时的心电向量 E，可以首先投影到由 X 轴和 Y 轴形成的额面上，得到向量 e，后者再次投影到 Y 轴上形成向量 e'，或投影到 X 轴上形成向量 e''。若用整个向量环代替瞬时向量 E，我们不难理解，立体的心电向量环也能经过第一次投影，在额面（或侧面、横面）上得到另一个向量环，后者经第二次投影并按时间展开，就能形成 X 轴或 Y 轴上的心电图了。

同理，我们也可得到心电向量环在由 X 轴和 Z 轴形成的横面上的第一次投影，以及再次投影到 X 轴或 Z 轴上形成的心电图。在同一个平面上还可以有指向不同方向的多个导联轴，共同组成导联体系。

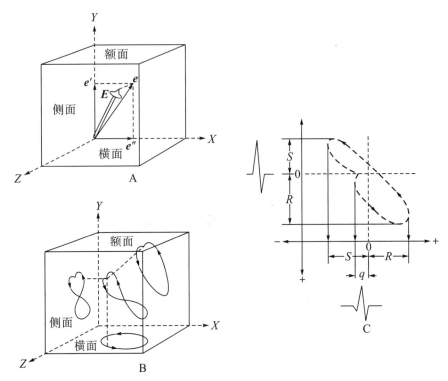

图 1-1-1 空间向量经"两次投影"生成心电图

A. 瞬时向量 *E* 经两次投影在 *Y* 轴

和 *X* 轴上分别生成向量 *e′* 和 *e″*；B. 空间向量环第一次

投影，在额面、侧面和横面上共生成三个向量环；C. 额面上的向量环再次

向横轴（Ⅰ导联轴）和纵轴（相当于 aVF 导联轴）上投影，生成相应导联的心电图

二、心电图的描记和测量

（一）心电图的描记

心电图的描记技术并不复杂，但是为了得到高质量的图形，应当注意以下技术细节：

（1）先接地线，再接通电源。将导联选择钮开至"0"位，打开电源开关 1~2min，仪器稳定后再操作。

（2）环境温暖，患儿仰卧，平静呼吸。小婴儿可用糖水、奶瓶逗引，或让婴儿仰卧在垫有橡皮布的母亲怀中描记。对哭闹不合作者可先给予镇静药，例如口服 10％水合氯醛 0.4mL/kg。

（3）电极板的选择和放置：关于心前区导联电极（一般用吸盘电极）的直径，新生儿用 0.8cm，婴幼儿用 1.0cm，年长儿童和成人则用 2.0cm；目前已有新生儿和婴幼儿专用心前区导联的电极片导联线，可分别扣在相应的心前区导联电极片上。肢体导联电极多用电极板，其大小为新生儿 1.5cm×2.0cm，婴幼儿 2.0cm×3.0cm，年长儿童和成人则是 3.0cm×4.0cm。电极板和吸盘电极一定要与皮肤紧密接触。使用导电胶或导电液（如饱和盐水、洗衣粉水）时，注意不要涂布过宽，否则，心前各导联的导电液或电极片如果互相接触，可造成各个导联的 QRS 波相似，均呈双向高振幅，导致误诊。

（4）电极定位：注意肢体导联时左右手不要接反。小儿应常规加做 V3R 导联，1 岁以下加做 V4R 导联。注意 V1 电极一定要放在第 4 肋间，若误放在第 3 肋间，将出现 QRS 电压降低的假象；V6 电极要准确放置在腋中线，太接近 V5 会造成电压过高假象，位置太高则 S 波增深，易误诊为右心室肥厚。

临床医师应能判断心电图记录的质量，要注意一帧心电图的定准电压是否准确，以及定准电压图形所反映的仪器的"阻尼"参数调节是否正确。图 1-1-2 所示为同一患者在不同阻尼条件下的心电图波形改变，图 1-1-3 所示为心电图描记时常见的几种记录伪差。

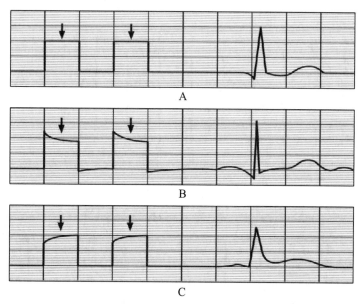

图 1-1-2 同一患者在不同阻尼条件下的心电图波形改变

A. 标准的定准电压，方块格显示上线平直，

如箭头所示，两侧转折处为直角，说明阻尼正常，即 1mV 时

移动 10mm，QRS 波群呈 qR 型；B. 阻尼不足，如箭头所示，方块格

左上角为一锐角，即 1mV 时移动大于 10mm，心室除极结束时有过冲现象，QRS 波群

呈 qRs 型，出现心室除极时 R 波变窄、振幅抬高的假象；C. 阻尼过强，表现为方块格左上角

呈弧形，即 1mV 时移动小于 10mm，出现心室除极时 R 波增宽、振幅降低，ST 段抬高的假象

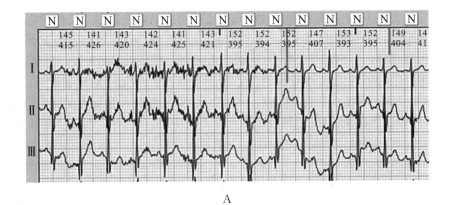

A

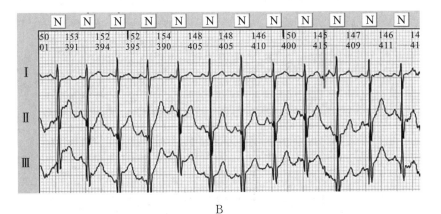

B

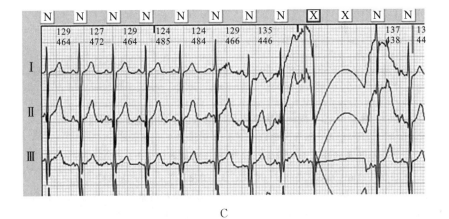

C

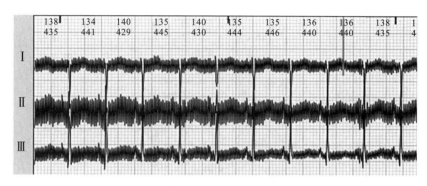

D

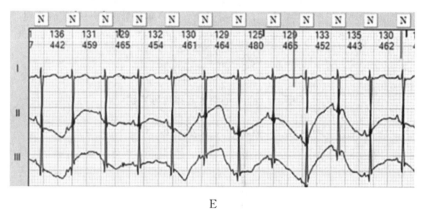

E

图 1-1-3 心电图描记时常见的几种记录伪差

A. 肌肉震颤或接地线失效导致基线增粗；

B. 肢体动作导致基线不稳；C. 电极板脱落或接触不良导致图形突然变异；

D. 周围有大型交流电器工作导致基线增粗、毛刺现象；E. 呼吸动作加大引起基线漂移

(二) 心电图的波形

人类心脏的起搏传导系统由窦房结、房间束、房室结、His束、右束支和左束支（后者又分出左前分支和左后分支）、Purkinje纤维组成（图1-1-4）。正常心电图实际上就是电兴奋沿上述系统传播，引起心房肌和心室肌除极和复极的生物电记录。

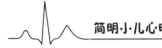
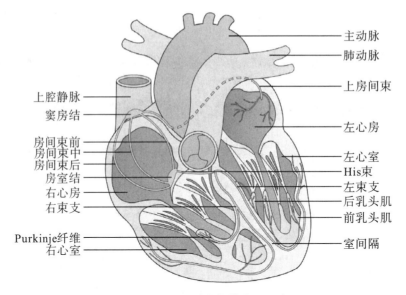

图 1-1-4　心脏的起搏传导系统

典型的正常心电图每个心动周期由一组波形组成（图 1-1-5）。

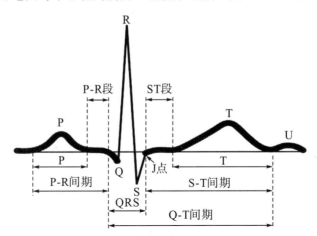

图 1-1-5　典型的正常心电图每个心动周期的波形组成

P 波：代表左右心房的除极过程。

P-R 间期：代表自心房除极开始到心室除极开始的过程，主要反映了激动经房室交界区传导的时间。P 波终末到 QRS 波起始之间的平坦段称为 P-R 段，一般与 T 波末至 P 波起始的"等电位线"（即 T-P 段）平齐，若低于后者，常反映心房复极过程，有时被称为 Ta 波。

QRS 波：代表左右心室的除极过程。其中第一个向下的偏转是 Q 波，为室间隔除极向量的投影，第一个向上的偏转是 R 波，继 R 波之后出现的向下的波为 S 波；R′为 S 波之后第二个向上的偏转，S′则为 R′之后的第二个向下的偏转。大写字母用以表示绝对值电压≥0.5mV 的主波，小写字母用以表示绝对值电压<0.5mV 的较小的波。如此，同样描述为"M"型的 QRS 波的波形为 rsR′，表示正向波后峰高于前峰；若为 Rsr，

则表示正向波前峰高于后峰。当整个 QRS 综合波只有一个向下的偏转时，称作 QS 波。

T 波：代表心室复极过程。

U 波：在 T 波之后与 T 波方向一致的小波，在 V3 导联最明显，儿童心率较快，U 波常不易看清楚。一般认为 U 波代表心室激后电位，亦有人认为 U 波代表 Purkinje 纤维细胞复极终末的电位变化（Purkinje 细胞动作电位较一般心室肌为长）。

ST 段：自 QRS 波的终末至 T 波起点间的一段。

Q－T 间期：自 QRS 波起点到 T 波终末的时距，代表心室除极和复极的全过程所耗时间。

S－T 间期：代表心室复极的整个过程。

应当指出，心电图是心脏电活动而非机械活动的记录，但心脏电活动与机械活动之间有一定的联系。心房收缩大致紧接 P 波，心室收缩大致在 R 波的顶点，收缩期末大致在 T 波终末。心肌动作电位是单个心肌细胞的电活动，和反映全体心肌细胞电活动的心电图并无严格对应关系。尽管如此，我们仍能粗略地说，Purkinje 纤维（粗略地说心室肌细胞也如此）的动作电位的 0 相大致相当于 QRS 波起点，3 相大致相当于 T 波，T 波降支常相当于 Purkinje 纤维的相对不应期，等等（图 1－1－6）。

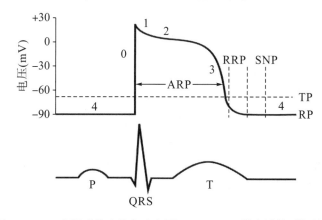

图 1－1－6　心肌动作电位与心电图 P－QRS－T 综合波的时相关系

注：心肌动作电位区分为 0、1、2、3、4 时相，ARP：绝对不应期；RRP：相对不应期；SNP：超长期；RP：静息电位；TP：阈电位。

（三）心电图的测量

测量心电图需要一个分规。心电图描记线有粗有细，如图 1－1－5 所示，所有时间间期和振幅（电压）的测量都必须遵从"前缘原则"（Leading edge）。测量前要注意该帧心电图的定准电压和纸速。

心电图常规纸速为 25mm/s（也可调整为 50mm/s 或者 12.5mm/s），此时图纸 1 小格代表 0.04s（40ms），1 中格代表 0.2s，1 大格代表 1.0s，60 个大格代表 1min。

关于心率的计算，以下公式最为准确：

心率（次/分）＝60（s）/P－P 间期或 R－R 间期（s）

亦可以在测出 P－P 间期或 R－R 间期后直接查表得出心率。心率较快时，则可计数 3 个大格（3s）中的 QRS 个数，乘以 20。

常规电压定标时，纵轴上心电图纸每小格（1mm）代表 0.1mV 电压，1 中格代表 0.5mV 电压。但是，为了描记太低或太高的波形，调整为"×1/2"电压定标，或"×2"电压定标也是常有的事，在阅读心电图时一定要慎重。

第二节　心电图的导联系统和心电轴

一、常用的心电图导联系统

将两个电极板放置在体表，即可记录到心电图。这两个电极组成了一个导联，正负电极之间的假想连线称为导联轴。应注意，导联轴是有方向的（从负极到正极为正向，反之为负向）。常用的心电图导联系统有两类：肢体导联和心前区导联。

（一）肢体导联

肢体导联包括标准导联Ⅰ、Ⅱ、Ⅲ和加压单极肢体导联 aVL、aVR 和 aVF。将红色导联线接右上肢电极，黄色导联线接左上肢电极，绿色导联线接左下肢电极，黑色导联线接右下肢电极为地线，然后将导联旋钮旋到Ⅰ导联位置，左上肢电极联结于心电图机的正极，右上肢电极则联结于负极，记录下Ⅰ导联心电图。Ⅱ导联心电图是左下肢电极接正极、右上肢电极接负极记录到的心电图；Ⅲ导联心电图是左下肢电极接正极、左上肢电极接负极记录到的心电图。当左上肢、左下肢电极同时接负极时，右上肢的正电极记录到"单极"心电图，而且电压增高，称为加压单极肢体导联 aVR，其他两个加压单极肢体导联可以类推（图 1-2-1）。

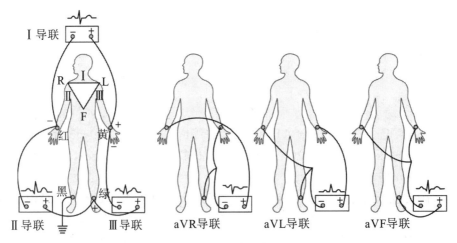

图 1-2-1　标准导联和加压单极肢体导联的电极放置和连接

肢体导联电极分别夹在左腕、右腕、左踝、右踝的位置，不得置于手臂或小腿，应放在平坦而多肉的部位。肢体导联电极与心脏距离相等，将电极放在每个肢体相同的位置。如果肢体部位无法放置（如截肢、受伤），则将电极放在距离躯干更近处。

（二）心前区导联

在配合放置肢体导联电极的同时，在胸壁心前区安放的电极记录的心电图也被看作"单极"心电图，此时的导联称为心前区导联，其位置如图1-2-2所示。放置电极时注意将V1、V2分别放在胸骨右缘、左缘第4肋间，V4放在锁骨中线第5肋间，V6放在腋中线，这样就不容易出错。如V5位置不好确定，则放置在V4、V6同一水平的中间；V7、V8、V9也应与V4同一水平（如图1-2-3）。女性乳房下垂患者应托起乳房，将V3、V4电极安放在乳房下缘胸壁上，不应放置在乳房上。乳房切除者应注明。

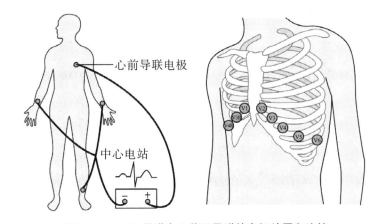

图1-2-2 12导联中心前区导联的电极放置和连接

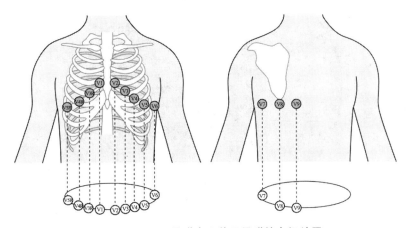

图1-2-3 18导联中心前区导联的电极放置

小儿有生理性右心室优势，注意与V3、V4相对称的V3R、V4R，而且先天性心脏病也常累及右心，因此记录V3R甚至V4R在儿科心电图中成为常规。除此以外，还可引申出V5R、V6R、V7、V8等（图1-2-3）。

作为心电图检查的常规，6个肢体导联加上V1～V6 6个心前区导联，形成了12导联常规心电图（在儿科常常还要加上V3R、V4R）。常规使用这些导联的主要理由是肢体导联系统和心前区导联系统构成或近似地构成两个互相垂直的平面（额面和冠面），投影在这两个平面上的心电图实际上包含了描述立体心电向量环的比较完整的信息（图1-2-4、图1-2-5）。

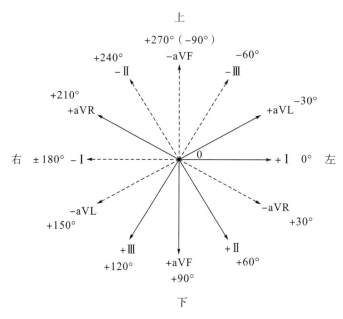

图1-2-4　6个肢体导联和它们的反方向延伸轴在额面上组成的 Bailey 氏六轴系统

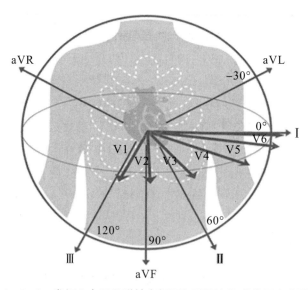

图1-2-5　常规心电图导联轴在额面和冠面上组成的两个参照系

目前临床多采用常规 12 导联心电图，而 12 导联心电图只能对心脏前壁、前间壁及下壁的病变进行准确定位，对正后壁及右心室的病变及电活动就无法记录，所以对于胸痛患者或有急性心肌梗死患者应加做 V3R、V4R、V5R、V7、V8、V9 导联，以弥补这一缺失。研究发现，急性胸痛时在常规 12 导联上加做右心室及正后壁导联可使 ST

段抬高检出率提高 12%。

二、特殊的心电图导联系统

除了上述常规的心电图导联系统，下面介绍一些基于特殊目的使用的心电图导联系统（图 1-2-6）。

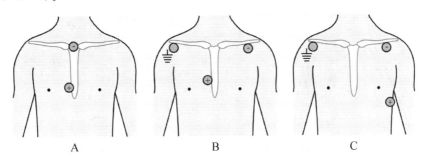

图 1-2-6　几种特殊的心电图导联系统

A. S5 导联：负极置于胸骨柄上方，正极置于胸骨右缘第 5 肋间；

B. MCL1 导联：负极置于左锁骨下外 1/3 处，正极置于 V1 位置，右肩电极接地；

C. MCL5 导联：负极置于左锁骨下外 1/3 处，正极置于 V5 位置，右肩电极接地

（一）S5 导联（Lewis 导联）

S5 导联采用心电图机"Ⅰ导联"的电极，将"右手"电极（"-"极）置于胸骨柄的上方，"左手"电极（"+"极）置于胸骨右缘第 5 肋间。这样记录到的心电图 P 波特别突出，P 波检出率特别高，可用于 P 波波幅特别小或者被部分掩盖、判断困难的病例。此导联也可用作心电监护。

（二）食管导联

食管导联是采用带有食管电极的特殊导管经鼻插入至心房后方，记录到的心电图 P 波特别清晰高大，非常有利于心律失常的诊断分析（图 1-2-7），多与经食管心房调搏同时进行（详见后文）。

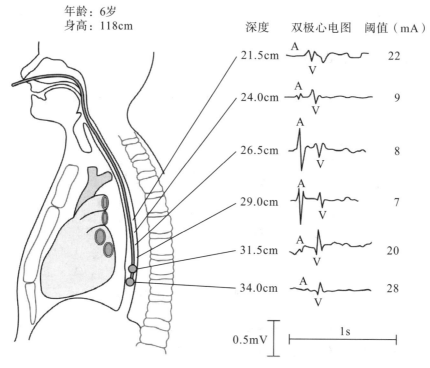

年龄: 6岁
身高: 118cm

深度   双极心电图   阈值（mA）

21.5cm   22

24.0cm   9

26.5cm   8

29.0cm   7

31.5cm   20

34.0cm   28

0.5mV   1s

图1-2-7　食管导联心电图的记录方法

注: "深度"是指电极导管前端距鼻孔的距离, "阈值"是指能够激发心房起搏的最小电流。

（三）监护导联

随着急救医学的发展, 心电监护应用越来越广泛。一个良好的监护导联的电极应该安放简便, 尽可能模拟某个常规心电图导联, 从而为分析心律失常和（或）心肌缺血提供尽可能多的诊断信息, 而且不妨碍心脏听诊和心肺复苏的操作。常用的监护导联有好几种, MCL1导联是其中最常见的一种: 采用心电图机"Ⅰ导联", "右手"电极为负极, 置于左锁骨下外1/3处, "左手"电极为正极, 放置在V1位置, "右脚"电极为接地, 放在右锁骨下外1/3处。此导联拟似V1图形, 有助于识别异常QRS波是室性还是室上性伴差异传导, P波亦有清楚的显示。MCL5导联与MCL1导联相似, 唯一不同的是其正极放在V5位置, 图形模拟V5（图1-2-6）。

三、额面心电轴和 Bailey 氏六轴系统

6个肢体导联轴实际上分布在同一个平面即额面上。我们粗略地认为邻近的导联轴两两之间夹角大致相等, 均为30°, 这样就形成了一个很规范的坐标系, 一般称为Bailey氏六轴系统（图1-2-4）。掌握这个参照系, 对于理解心电轴乃至心电向量都很有帮助。在此坐标系内, 可以用−Ⅰ～+Ⅰ轴和−aVF～+aVF轴将整个额面分隔为左下象限（1象限）、右下象限（2象限）、右上象限（3象限）和左上象限（4象限）。将心电向量环在额面上进行投影, 得到一个额面向量环, 这个向量环的主体方向被称作

"额面平均心电轴"，实际上经常被简称为"QRS电轴"，甚至是"电轴"，可用来描述心室除极的最大瞬时向量。当然，心电向量环还有反映心室肌复极和心房肌除极的附加成分，可以将它们投影到额面上得到相应的 T 电轴、P 电轴等。导联 I 在六轴坐标中代表 0°方向，以此为准，图 1-2-8 中的心电轴与 I 导联轴之间的夹角顺时针方向计算为 "+"若干度，当心电轴指向 3 象限或 4 象限时也可逆时针方向计算为 "-"若干度。当 QRS 电轴位于 3 象限的时候，似乎既可判断为极度左偏，也可判断为极度右偏。一般认为，QRS 起始向量朝右下者（I、aVL 有 Q 波）是电轴极度左偏；反之，QRS 起始向量朝左上者应判读为电轴极度右偏（Ⅱ、Ⅲ、aVF 有 Q 波或有 QS 波）。

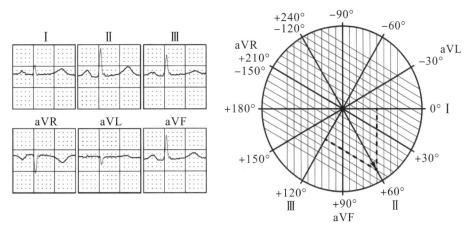

图 1-2-8　额面 QRS 平均电轴的测定（一）

注：I 导联 QRS 综合波净波幅为 14.5-0.5-3.0=+11.0（mm），Ⅲ导联 QRS 综合波净波幅为 +10.0mm。在 I 和Ⅲ导联轴上找到相应的点，作垂线相交，即得到平均电轴的矢量。

额面 QRS 平均电轴的推算采用以下方法：

1. 选取任意两个肢体导联（习惯上多用导联 I 和Ⅲ），测量并计算 QRS 综合波的代数和，作为"净波幅"。例如，q 波为-0.5mm，R 波为 14.5mm，S 波为 3.0mm，则 QRS 综合波净波幅为 14.5-0.5-3.0=11.0（mm）；又如，无 q 波，R 波为 5.0mm，S 波为-18.0mm，则 QRS 综合波净波幅为 5-18=-13（mm）。

2. 在 I 导联轴和Ⅲ导联轴上分别找到并标记出相当于其 QRS 净波幅的点，若净波幅为正值，则该点在该导联轴的正侧，反之则落到该导联轴的负侧。

3. 从上述两个点引出直线与该导联轴垂直，延长这两根垂线使之相交。

4. 把六轴坐标的中心与两根垂线的交点以带箭头的直线相连，这条直线就代表 QRS 电轴。

作为临床医师，在阅读一帧心电图的时候也可以用肉眼近似地判断 QRS 电轴。笔者在此推荐这种肉眼电轴判读法，除了适合推广，方便应用于 T 电轴、P 电轴的判读，更重要的是有助于更深入地掌握心电向量概念，并在实际工作中应用。

必须牢记，I 导联和 aVF 导联互相垂直组成直角坐标系，六轴系统的相邻导联轴间夹角为 30°。

判读的第一步，根据 I 导联轴、aVF 导联轴上 QRS 综合波净波幅，决定平均电轴

13

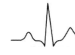

在哪一象限。举例来讲，Ⅰ导联上 QRS 综合波净波幅为正值（＋），意味着平均电轴在 aVF 导联轴的左侧；aVF 导联上 QRS 综合波净波幅为正值（＋），则平均电轴应在Ⅰ 导联轴的下方。只有 2 象限（0°～＋90°）才同时满足这样的条件，因此平均电轴肯定位 于 2 象限。类似地，若Ⅰ导联上 QRS 综合波净波幅为正值（＋），aVF 导联上 QRS 综 合波净波幅为负值（－），可以推断平均电轴位于 4 象限。图 1-2-9 直观地表示了这种 推理过程。

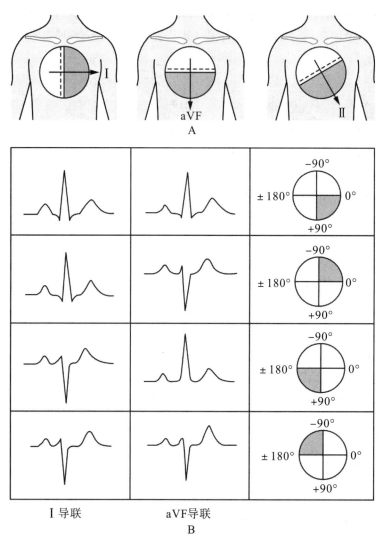

图 1-2-9　判读额面 QRS 电轴的第一步：确定 QRS 平均电轴在哪一象限

A. 若Ⅰ导联上 QRS 综合波净波幅为正值（＋），

则 QRS 平均电轴在 1 象限或 4 象限，若 aVF 导联上 QRS 综合波

净波幅为负值（－），则 QRS 平均电轴在 3 象限或 4 象限，类似地，Ⅱ导联上

QRS 综合波净波幅为正值（＋），则 QRS 平均电轴应在 aVL 导联轴的右侧；B. 以

Ⅰ导联和 aVF 导联为例，说明如何根据两个导联 QRS 波形确定 QRS 平均电轴所在的区间

第二步，找到一个肢体导联，其 QRS 波近似地呈等幅的正负双向波，如 RS 型，R 波振幅与 S 波振幅相近，可以判断 QRS 电轴大致与该导联轴的方向垂直。当然，QRS 电轴还应当落在预计的象限内。例如，发现 aVL 导联 QRS 波呈等幅 RS 型，可初步判断 QRS 电轴与 aVL 导联轴垂直，若预计落在 2 象限则应为+60°左右。

第三步，比较各个肢体导联，找到具有最大振幅（R 波最高或 S 波最深）的 QRS 波的导联。如果该导联 R 波最高，平均电轴应非常接近这个肢体导联；如果是 S 波最深，则平均电轴应该在该导联的反向延长轴上。当然，这样的判断应与预计的平均电轴所在象限相符合。有时只能找到两个导联，其 R 波均属最高，彼此难分高下，这时可以判断 QRS 电轴正好在两个导联轴的分角线上（图 1－2－10、图 1－2－11）。例如，aVF 导联和Ⅲ导联的 R 波接近而且最大，可判定 QRS 电轴在二者之间，约+105°。

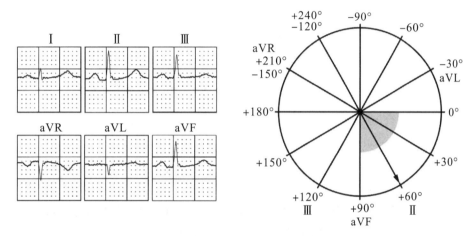

图 1－2－10　**判断 QRS 电轴的方法（实例一）**

注：1. 根据Ⅰ导联和 aVF 导联上的 QRS 综合波净波幅为正值，可以判断平均电轴在 2 象限（0°～+90°）；

2. aVF 导联 QRS 综合波为等幅双向，提示 QRS 电轴与 aVL 导联轴垂直，即应在+60°左右；

3. Ⅱ导联上 R 波是所有肢体导联中最大的正波，从而证实了 QRS 电轴接近Ⅱ导联轴，方向约为+60°。

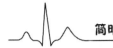

简明·小儿·心电图学

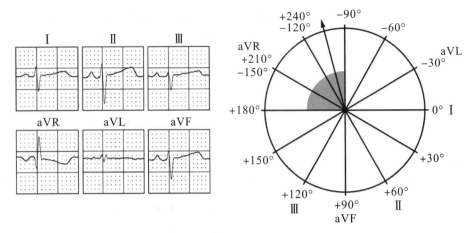

图 1-2-11 判断 QRS 电轴的方法（实例二）

注：1. 根据 Ⅰ 导联和 aVF 导联上的 QRS 综合波净波幅为负值，可以判断平均电轴在 4 象限（+180°～+270°）；

2. aVF 导联 QRS 综合波为近似的等幅双向，提示 QRS 电轴与 aVL 导联轴垂直，即应在 +240° 左右；

3. 但是，根据 Ⅱ 导联和 aVF 导联的负向几乎同等深大，确定平均电轴在 -Ⅱ 导联轴与 -aVF 导联轴之间，方向约为 +250°，或 -110°。

应当指出的是，当多个肢体导联 QRS 综合波呈双向等幅波形时（例如双心室肥厚的 Katz-Wachtel 现象，见图 1-2-12），QRS 电轴无法用一般的方法加以判定。事实上，这种病例 QRS 向量投影到额面形成两个主体向量环。此时合理的推断电轴的方法：根据 QRS 初始部分和终末部分，分别推导出各自所示代表的向量的主体方向。图 1-2-13 有助于理解这种特殊情况的电轴推断法。

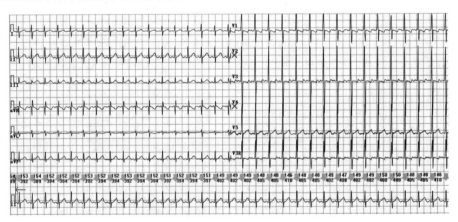

图 1-2-12 Katz-Wachtel 现象

注：患儿，女，3 岁，室间隔缺损双心室肥厚。心电图示除左心前区导联和右心前区导联均出现高振幅 R 波外，中心前区导联如 V3 或 V4 同时存在的 QRS 波高振幅双向型心电图表现称 Katz-Wachtel 现象。

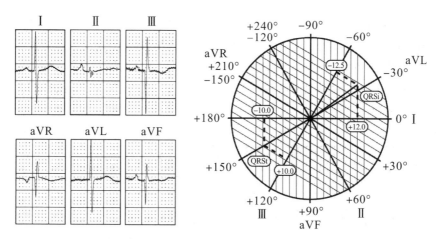

图 1-2-13　**额面 QRS 平均电轴的测定（二）**

注：当多个肢体导联 QRS 综合波呈双向高振幅时，用常规方法测定心电轴困难。实际上此时 QRS 向量环向两个不同的方向突出，应分别测定两个 QRS 电轴。从 QRS 前半部分测定的电轴称为 QRS 初始向量，从 QRS 后半部分测定的电轴称为 QRS 终末向量。

小儿额面 QRS 平均电轴的方向随年龄的增长有所变化，其与 I 导联轴（0°方向）的夹角逐渐减小，反映了随着生长发育右心室电优势逐渐被左心室电优势取代的过程，超过相应年龄的正常范围，称为"电轴右偏"或"电轴左偏"。心电轴与心脏的相对位置有一定关系（悬垂型心脏电轴多右偏，横置型心脏电轴则多左偏），心室肥厚亦可造成电轴偏移（右心室肥厚可造成电轴右偏，左心室肥厚可造成电轴左偏），肺气肿常造成电轴左偏。但是一般而言，显著的电轴偏移更多地反映心室内传导的异常，具体详见束支传导阻滞章节。

四、水平面上的导联轴体系

常用的心前区导联（V3R～V6）可以近似地看作排列在人体的冠面上。因此心前区导联实际上组成了另一个描述心电向量环在水平面投影的导联轴体系，其中 V6 为 0°方向，V4 近似地位于 +60°方向，V1 近似地位于 +120°方向（图 1-2-5）。只不过这个导联轴体系在临床上不如额面 Bailey 氏六轴系统那么经常地应用于心电轴检测。

五、P 波与 T 波的电轴

与 QRS 电轴的确定原理和方法一样，也可以在额面上找到 P 波和 T 波的平均电轴。

P 电轴的主要用途在于确定心房起搏点的位置。窦性心律者正常 P 电轴方向为 0°～+90°（平均为 +70°）。换言之，P 电轴在 2 象限内，心房反位时窦房结位于左上方，因而 P 电轴方向在 2 象限内。P 电轴向上时波形通常称作"逆行 P 波"，例如交界区或心室激动经房室结逆传心房（称为"室房传导"），P 电轴为 -90°～-60°方向。

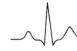

　　额面 T 电轴通常方向在 0°～+90°，但是因为 T 波反映心室复极过程，所以 T 电轴要和 QRS 电轴结合起来考虑。T 波方向与 QRS 波方向通常一致，换言之，QRS 电轴和 T 电轴之间的夹角应当不大。在任何年龄，若 QRS-T 夹角大于 90°，可以认为是明确的异常。T 电轴如果移动到了 2 象限之外，QRS-T 夹角增大的诊断意义比 T 电轴正常时更大。（图 1-2-14）

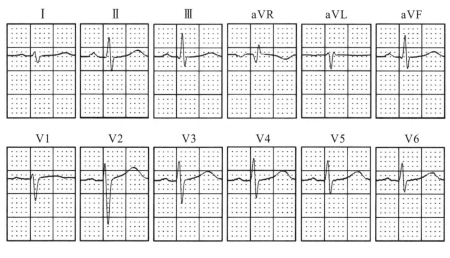

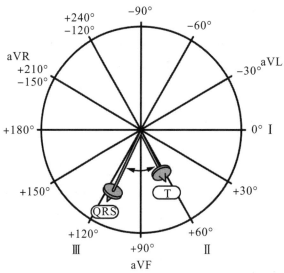

图 1-2-14　额面 T 平均电轴的判断

　　注：本例 QRS 电轴+115°，指向后下方，T 电轴+65°，指向前下方，QRS-T 夹角约 50°。

第三节　正常小儿心电图及其随年龄的衍变

一、小儿心电图正常值

国内外对小儿心电图的正常值都有详细的研究。考虑到本书的宗旨是删繁就简，为儿科临床医师提供实用的、容易掌握和记忆的参考资料，笔者推荐四川大学华西医学中心儿科根据 2312 例正常儿童的普查资料提出的小儿心电图正常值，见表 1－3－1。

表 1－3－1　小儿心电图正常值

心率（次/分）	<1 岁：100～140；1～5 岁：80～120；>5 岁：60～100
P 波时间（s）	<1 岁：<0.09；>1 岁：<0.10
P－R 间期（s）*	新生儿：0.08～0.13；<1 岁：0.10～0.14；1～7 岁：0.10～0.16；>8 岁：0.11～0.18
Q 波	各年龄时间均：<0.04s；电压：Q/R 不应>1/4
QRS 波时间（s）	<1 岁：<0.08；>1 岁：<0.10
电压（mV）**	$R_I + R_{III} < 3.0$；$R_{II} + R_{III} < 4.5$。 $R_{aVL} < 2.0$；$R_{aVF} < 2.5$；$R_{V5} < 3.5$；$R_{V1} < 2.0$。 $R_{V5} + S_{V1}$：3 岁以下<4.5；3 岁以上<5.0。 $R_{V1} + S_{V5}$：3 岁以下<4.0；3 岁以上<2.0
电轴	<3 月：+30°～+180°；>3 月：0°～+120°
ST 段（mV）	下移<0.05；上移<0.10
右心前区导联	下移<0.10；上移<0.20
T 波	V1 导联 T 波出生 7 天后应倒置。在 R 波为主的导联中，T 波电压不低于 R 波电压的 1/10

注：*，P－R 间期除与年龄有关外，还与心率有密切关系，此处所列为常见心率范围的 P－R 间期范围。P－R 间期与心率、年龄相关的正常值见表 1－3－2。

**，此处列出"电压"正常值的上限，实际上电压过低亦不正常。"肢体导联低电压"指所有肢体导联 QRS 综合波正负向波幅的绝对值（$R + S$）均<0.5mV（新生儿<0.8mV），"心前区导联低电压"指所有心前区导联 QRS 综合波正负向波幅的绝对值（$R + S$）均<0.8mV（新生儿<1.0mV）。

表 1－3－2　正常儿童各年龄组不同心率的 P－R 间期的第 5～95 百分位值范围（s）

年龄组	心率（次/分）						
	40～60	60～80	80～100	100～120	120～140	140～160	>160
0 天～1 月			0.10～0.14	0.09～0.13	0.09～0.13	0.09～0.13	0.09～0.13
1 月～1 岁	0.10～0.15	0.10～0.15	0.09～0.14	0.09～0.14	0.09～0.13	0.09～0.13	

年龄组	心率（次/分）						
	40~60	60~80	80~100	100~120	120~140	140~160	>160
1~5 岁	0.11~0.16	0.10~0.16	0.10~0.15	0.10~0.14	0.10~0.14	0.09~0.13	
5~16 岁	0.11~0.18	0.11~0.17	0.11~0.16	0.10~0.15	0.10~0.15		

图 1-3-1 是一例肢体导联低电压病例的心电图。

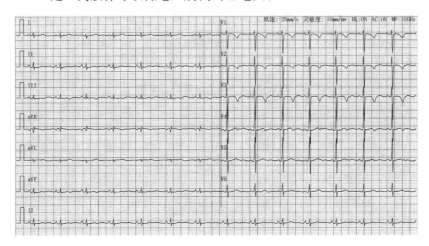

图 1-3-1　肢体导联低电压

注：患儿，男，6 岁，暴发性心肌炎。

Q-T 间期的正常值也与心率和年龄相关，可以通过查表得到。临床上可以粗略地用"校正"的 Q-T 间期（Q-Tc 间期）来加以判断（Bazett 公式）：

$$Q-Tc = \frac{Q-T}{\sqrt{R-R\downarrow}}$$

式中，R-R 间期以 0.01s 为单位。正常儿童 Q-Tc 间期不超过 0.425s（小婴儿不在此列）。

二、正常小儿心电图随年龄的衍变

小儿心电图学的最大特点是研究一个不断生长发育的群体的规律，因此小儿心电图存在与年龄相关的衍变不足为奇。大部分与年龄有关的正常心电图衍变都关系到左右心室重量比的变化（表 1-3-3）。胚胎循环的特点：肺血管床基本处于不开放的状态，肺循环阻力增高；动脉导管开放，右心室通过动脉导管向体循环射血，因此右心室负荷相对较重。生后早期肺循环开放、动脉导管关闭，右心室压力负荷急剧降低，而左心室压力负荷持续升高，因此左右心室的重量比发生改变。在心电图学方面，这样的变化就决定了心电活动由右心室优势逐渐向左心室优势转移的大趋势。

表 1-3-3 个体发育过程中左右心室重量比的变化

年龄	左右心室重量比
36 孕周~出生	0.8：1
生后 1 月末	1.5：1
生后 6 月末	2.0：1
成人	2.5：1

随着年龄的增长，正常小儿心电图发生如下衍变：

1. 心率逐渐降低，各种心电图波形的时限和间期逐渐延长。

2. QRS 向量从婴儿期的向右向前渐变为成人期的向左向后。在额面上 QRS 电轴右偏的角度越来越小。

3. R_{V1} 逐渐降低，R_{V5} 逐渐增高；反之，S_{V1} 逐渐加深，S_{V5} 逐渐变浅、消失。因此，右心前区导联 R/S 振幅比逐渐下降，左心前区导联 R/S 振幅比逐渐升高。

由此不难理解，年龄越小，心前区导联 R/S 振幅接近 1 的"过渡区"越是向右侧移动。这也就是为什么对婴幼儿要求常规加作 V3R 甚至 V4R，目的是找到"真正"强烈反映右心室电活动的"右心前区导联"心电图图形。图 1-3-2 所示为儿童生长发育过程中心前区导联 R/S 振幅嬗变的趋势，图 1-3-3 至图 1-3-8 所示为不同年龄段正常小儿心电图例子。

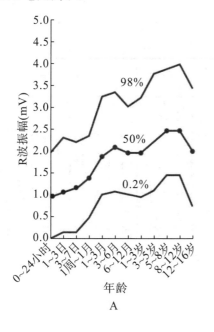

A

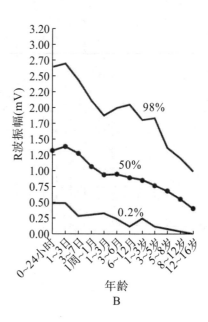

B

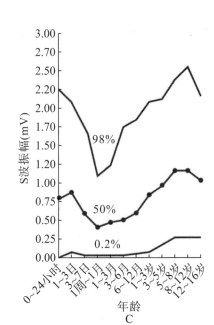

图 1-3-2　儿童心前区导联 R/S 振幅比随年龄的变化（百分位值）

A. V5 导联 R 波振幅随年龄的变化；

B. V1 导联 R 波振幅随年龄的变化；C. V1 导联 S 波振幅随年龄的变化

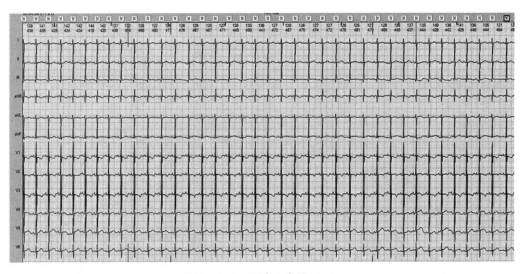

图 1-3-3　正常心电图（一）

注：患儿，女，8 天。

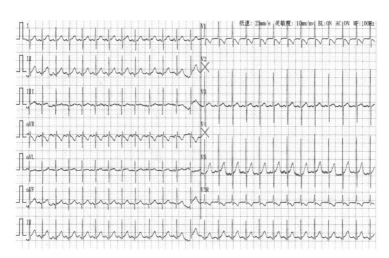

图 1-3-4　正常心电图（二）

注：患儿，女，3月。

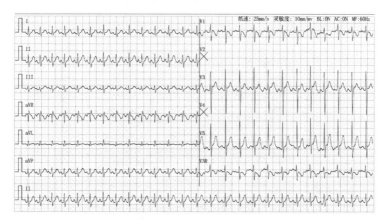

图 1-3-5　正常心电图（三）

注：患儿，男，1岁。

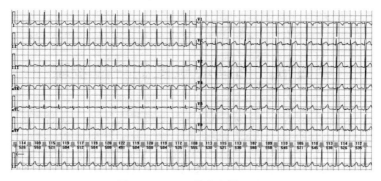

图 1-3-6　正常心电图（四）

注：患儿，男，3岁。

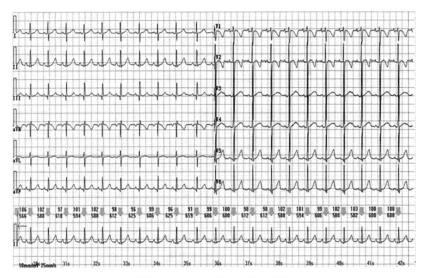

图 1-3-7　正常心电图（五）

注：患儿，女，6 岁。

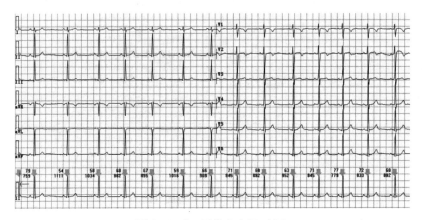

图 1-3-8　正常心电图（六）

注：患儿，女，14 岁。

第四节　阅读心电图的一般步骤

　　阅读一帧心电图之前，应当了解患者的基本情况，如年龄、性别、临床诊断或做心电图检查的指征，是否服用了可能引起心电图改变的药物，有无电解质紊乱，等等。既往做过心电图者，最好有图纸或记录，以便对照。然后按一定的程序进行：

　　（1）检查心电图上标记的定准电压是否准确，仪器"阻尼"调节是否合适，注意走纸速度，整帧心电图有无伪差。

　　（2）将各导联心电图浏览一遍，找出 P 波及其规律和 QRS 波及其规律，判断 P 波和 QRS 波之间有无联系或联系的规律，明确是窦性心律还是其他起搏点控制的心律，判断有无心律失常和心律失常的类型。

（3）测量 P−R 间期或 R−R 间期，计算心率（有时需要分别计算心室率和心房率）。

（4）测量 P−R 间期和 Q−T 间期，确定其是否正常。

（5）观察 P 波、QRS 波、T 波、U 波各波的方向、形态、时间、振幅，确定有无房室肥厚、传导异常等改变。

（6）观察 ST 段有无偏移，测量偏移程度，观察 T 波有无低平、双向、倒置等改变。

（7）观察肢体导联，判断有无 QRS 电轴偏移，测定电轴左偏或右偏的度数。必要时应测定 T 电轴和 QRS−T 夹角。

目前心电图阅读简化为"心电图五步法"：

（1）主导节律是窦性还是非窦性？

（2）有无激动起源异常，有无早搏及来源？

（3）有无激动传导异常，有无束支阻滞？

（4）其他形态描述：有无 ST 段抬高或压低，有无 T 波形态改变？

（5）起搏功能描述：有无起搏信号？起搏功能具体描述。

（魏　丽　周开宇）

第二章　心房肥大和心室肥厚的心电图表现

小儿心脏病中心脏结构和（或）功能异常、心房或心室负荷过重导致的心房肥大或心室肥厚相当常见。应当注意，房室的"肥大"或"肥厚"在这里是一个心电图学术语，所反映的病理改变也可能是房室腔的扩大，在某些情况下可能部分地反映房室内电激动传导的异常。

第一节　心房肥大

由于 P 波代表了心房电活动的过程，因此心房肥大应该表现为 P 波的改变。事实上，心房肥大时 P 波电压和（或）时限增加，但并无 P 电轴的明显偏移，这一点与心室肥厚有所不同。

一、右心房肥大

右心房肥大的心电图特征性表现为 P 波高尖。P 波在肢体导联上高于 0.25mV 或在心前区导联上高于 0.15mV 可诊断为右心房肥大，常由右心房长期负荷过重所致。因为常见于肺源性心脏病，所以右心房肥大又被称为"肺性 P 波"。实际上儿科更多见于伴有右心房肥大的各种先天性心脏病。这种 P 波最常见于Ⅱ导联，也可见于Ⅲ导联、aVF 导联、V1 导联。

需要强调的是，上述 P 波异常除见于右心房肥大外，心房内传导阻滞、各种因素引起的右心房负荷增加（例如肺栓塞）等也可引起类似的心电图表现。

小儿右心房肥大诊断标准：

（1）P 波电压增高。Ⅱ导联、Ⅲ导联、aVF 导联及 V1 导联最明显，新生儿期电压 >0.30mV，儿童期>0.2mV。

（2）Ⅱ导联、Ⅲ导联、aVF 导联 P 波呈尖峰型，P 波电轴>+80°。

（3）PR 段下降，Ⅱ导联、Ⅲ导联、aVF 导联较显著，P/PR 段<1.0。

（4）肢体导联 QRS 波低电压时，P 波电压大于同导联 R 波振幅的 1/2，呈尖峰型。

图 2-1-1 所示为右心房肥大示例心电图。

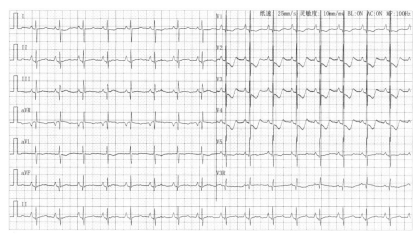

图 2-1-1 右心房肥大示例心电图

注：患儿，男，1岁5月，临床诊断为高原性心脏病。P波电压增高，Ⅱ导联、aVF导联及V1导联明显，在Ⅱ导联达0.3mV。

二、左心房肥大

由于左心房最后除极，当左心房肥大时，心电图主要表现为心房除极时间延长。左心房肥大表现为P波时限超过0.10s，但对于1岁以内的婴儿，P波时限>0.09s即可诊断。肢体导联上P波增宽且有切迹是左心房肥大的特征，但后者不是必备的条件。右心房除极早于左心房，左心房除极向量朝向左下，在V1导联上可投影在负侧，使V1的P波呈双向，其负向成分增大时可作为辅助诊断左心房肥大的指标。V1导联的负向P波深度（mm）和宽度［时间（s）］的乘积，称为P_{V1}终末电势（P-terminal force in lead V1，PtfV1）或P_{V1}终末指数。当PtfV1≥0.04mm·s时，相当可靠。

小儿左心房肥大诊断标准：

（1）P波时限延长。婴儿≥0.08s，儿童>0.10s。

（2）P波出现切迹或双峰。切迹或双峰的间距，儿童≥0.04s，婴儿≥0.03s。

（3）Ⅱ导联P波时间/PR段比值>1.6。

（4）V1导联P波呈双向，先正后负，负向P波振幅≥0.1mV，或时间≥0.04s，负向增大，PtfV1>0.02mm·s。

图2-1-2所示为左心房肥大示例心电图。

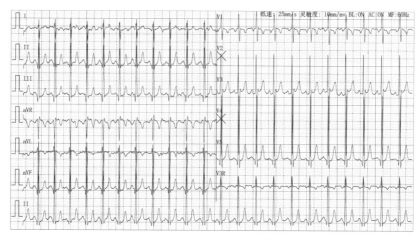

图 2-1-2　左心房肥大示例心电图

　　注：患儿，女，1岁2月，临床诊断为动脉导管未闭。P波出现双峰，双峰的间距≥0.04s；V1导联P波呈双向，先正后负，负向P波振幅≥0.1mV。

三、双房肥大

　　双房肥大时，P波振幅和宽度均增大，具有左右心房肥大的联合特征。左右心房各自增大的除极向量不会重叠和抵消，能显示出各自肥大的向量特征。

第二节　心室肥厚

　　心室肥厚的心电图表现：①QRS电压改变；②QRS电轴偏移；③各导联R/S振幅比；④反映心室复极过程的ST-T改变；⑤其他非特异性改变。

　　从额面上看，左心室肌块位于心脏解剖"重心"的左下侧，右心室肌块位于其右上侧。相应地，向左和（或）向下的向量更多地代表了左心室电力，向右的向量更多地代表了右心室电力。心室肥厚对整个心脏的心电向量产生影响。因此从额面上看，左心室肥厚时，向左和（或）向下的向量，包括Ⅰ导联、Ⅱ导联、aVL导联和aVF导联均有R波电压的增高；同理，右心室肥厚时，向右的向量改变包括aVR导联、Ⅲ导联的R波增高和Ⅰ导联、aVL导联的S波增深。从水平面上看，右心室占据右前方而左心室占据左后方。V3R导联、V1导联的高大R波和V5导联、V6导联的深S波提示右心室肥厚，而V5导联、V6导联的高大R波和V3R导联、V1导联的深S波则见于左心室肥厚。

　　由于心室壁增厚和肌块体积增大，除极时间延长，因而QRS起点到R波顶点的时间延长显著，后者称为"室壁激动时间"（VAT）的延长。心室肥厚时，除极过程尚未抵达心外膜时，心内膜下心肌已开始复极，引起继发性ST-T改变。严重心室肥厚时也可能因心肌相对缺血或纤维化，导致ST-T的"原发性改变"。以上这些改变对心室肥厚的心电图有辅助诊断意义。

一、左心室肥厚

根据左心室的位置特点、室壁激动时间、ST-T 改变可以得出左心室肥厚的诊断标准：

（1）心电轴左偏：3 月及以下<＋30°，3 月以上<0°。

（2）QRS 波电压增高：

$R_{V5}>3.5mV$；

$R_{V5}＋S_{V1}$：3 岁及以下>4.5mV，3 岁以上>5.0mV；

$R_I＋S_{III}>3.0mV$，或 $R_{II}＋R_{III}>4.5mV$；

$R_{aVL}>2.0mV$，或 $R_{aVF}>2.5mV$。

（3）QRS 波时间和室壁激动时间延长。

QRS 波时间：1 岁及以下>0.08s，1 岁以上>0.09s。

$VAT_{V5}>0.04s$。

（4）ST-T 改变：ST-T_{V5} 下移，T_{V5} 倒置。

左心室肥厚时，虽然 QRS 电轴与正常人相比趋于左偏，但是显著的电轴左偏却是少见的，后者通常见于传导紊乱而不是左心室肥厚。

心室肥厚心电图可以合并 ST-T 的原发性和继发性改变，表现为 ST-T 段下移、T 波低平或倒置。心室肥厚伴有的显著 ST-T 改变又被称为"肥厚劳损"波形。但是"劳损"是一个非特异的心电图术语，并不是每一例左心室肥厚者都有 ST-T 改变。反之，左心导联 QRS 电压没有明显升高，而只出现上述 ST-T 改变时可以单称为"左心室劳损"。这一原则对于右心室也适用。

图 2-2-1 为左心室肥厚示例心电图。

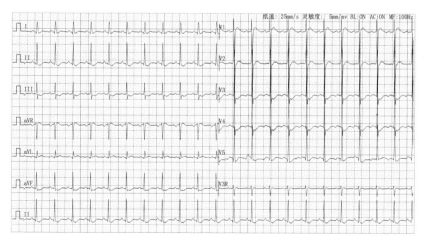

图 2-2-1　左心室肥厚示例心电图

注：患儿，女，1 岁，临床诊断为心肌病、中度贫血。R_{V5} 4.3mV，$R_{V5}＋S_{V1}$：8.6mV。

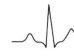

二、右心室肥厚

根据右心室的位置特点、室壁激动时间、ST−T 改变可以得出右心室肥厚的诊断标准：

（1）心电轴右偏：3月以下>+180°，3月及以上>+120°。

（2）QRS 波形态改变，电压增高：

V1 呈 qR 或 rsR′，R′>1.5mV。

R_{V1}>2.0mV。

$R_{V1}+S_{V5}$：3 岁及以下>4.0mV，3 岁及以上>2.0mV。

R/S：V1 增大，1 周~1 岁，>5.0；1~3 岁，>2.5；3~5 岁，>2.0；5~12 岁，>1.5；12~16 岁，>1.0。

R_{V5} 减小，3 月以上，<1.0 mV。

R_{aVR}：R/S 或 R/Q>1.0。

（3）室壁激动时间延长：VAT_{V1}>0.03s。

（4）ST−T 改变：ST_{V1} 下移，T_{V1} 倒置。

（5）T_{V1} 于生后 7 天仍为直立。

儿童右心室肥厚的诊断指标中比较容易忽略的是：V1（或 V3R）导联出现 Q 波，可视为右心室肥厚的诊断依据。但此征并不总是可靠，因为 qR 可见于 10% 的正常新生儿。新生儿生后 5~7 天内 T 波直立，此后转为倒置（绝大多数在一两天后），5 岁以后这一征象不再恒定，10 岁后常常再度变为直立，此现象称为"婴幼儿 T 波"。出生 1 周后到 5 岁以前 T 波仍为直立，是小儿右心室肥厚敏感而又可靠的诊断依据。应注意要除外 V1 的 T 波直立由左心室肥厚伴劳损所致，这时 V5 导联、V6 导联 T 波倒置。上述诊断指标中，V1 导联 R/S 比值不可太小，R 波振幅至少是 RS 联合振幅的 30%~35%，则判断为右心室肥厚是有把握的。

需要指出的是，对于成人，常将 V1 导联的 R/S>1.0 作为右心室肥厚的重要依据，而在儿童期各年龄组 V1 导联都有 R 波显著高于 S 波者。用 V1 导联的 R/S 比值诊断右心室肥厚在儿童期要特别慎重。

图 2−2−2 所示为右心室肥厚示例心电图。

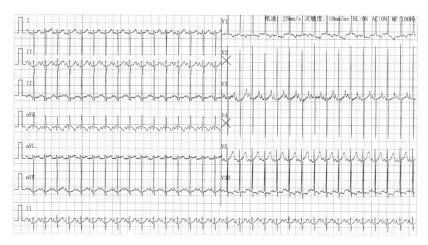

图 2-2-2　右心室肥厚示例心电图

注：患儿，女，1 岁 3 月，临床诊断为房间隔缺损、肺动脉瓣狭窄。心电轴右偏：+149°，R/S：
V1 增大，>5.0。

三、双心室肥厚

当左右心室均有肥厚存在时，心电图可以同时出现左心室肥厚和右心室肥厚的特
征，但是更常见的情况是：两侧心室增大的电活动互相抵消，心电图表现"正常"；或
其中一个心室的电压达到诊断肥厚的标准，另一个心室相应的导联 QRS 波电压相对较
大，但仍在正常范围之内；甚至一侧心室肥厚的改变完全被另一侧掩盖，造成诊断上的
困难。一般认为，以下情况可以考虑双心室肥厚的诊断：

（1）左心前区导联和右心前区导联分别出现左心室肥厚和右心室肥厚的心电图
改变。

（2）心电图符合左心室肥厚的诊断标准，同时又明显的电轴右偏；或 V5 导联的
S>R，V5 导联的 R>S，aVR 导联的 R>q 或 s。

值得注意的是，小儿双心室肥厚有不少表现为 QRS 向量强烈地同时向左向右，而
且也向前向后扩展。心电图则出现 2 个以上的肢体导联和"中部"心前区导联（V2～
V4）上高大的双相、等幅 QRS 波，称为 Katz-Wachtel 现象。其为婴幼儿双室肥厚的
重要诊断依据。

图 2-2-3 所示为双心室肥厚示例心电图。

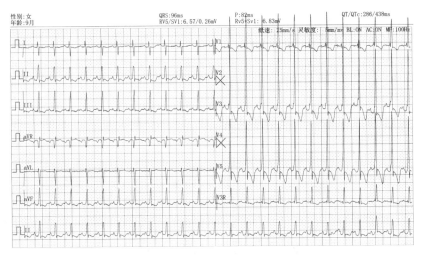

图 2-2-3　双心室肥厚示例心电图

注：患儿，女，9月，临床诊断为动脉导管未闭、肺动脉高压（重度）。R_{V5}6.7mV，R/S：V1 增大，>5.0。

四、心室肥厚与心室负荷过重

早在 20 世纪 20 年代墨西哥学者 Cabrera 就提出了"心室负荷过重"的心电图理论。该理论认为心室肥厚的心电图改变可以反映心室所承受的过度负荷的类型，换言之，可以将心室肥厚的心电图大致分为左心室、右心室的"压力负荷过重"（又称"收缩期负荷过重"）图形或"容量负荷过重"（又称"舒张期负荷过重"）图形。典型的心室负荷过重的心电图特征见表 2-2-1。

表 2-2-1　心室负荷过重的心电图特征

项目	收缩期（压力）负荷过重			舒张期（容量）负荷过重		
	心电图特征	典型图形	典型疾病	心电图特征	典型图形	典型疾病
右心室	右心前区导联 R 波增高呈 R 型或 qR 型，T 波倒置，ST 段下移		重度肺动脉狭窄，肺动脉高压	右心前区导联呈完全或不完全性右束支阻滞图形		房间隔缺损，三尖瓣关闭不全
左心室	左心前区导联 T 波低平或倒置，ST 段下移，Q 波减小或消失		主动脉狭窄	左心前区导联 T 波直立高耸，Q 波增深，R 波增高		动脉导管未闭，主动脉或二尖瓣关闭不全

注：左心室收缩期负荷过重亦有 R 波的增高，但通常不如左心室舒张期负荷过重时突出。此外，有学者提出左心前区导联 Q 波的缺如是左心室收缩期负荷过重的特征。

"心室负荷过重"的理论比较成功地解释了在不同的血流动力学条件下心室肥厚心电图现象的差异。由于小儿心脏病中先天性心脏病多见，因而这一论点在小儿心脏病学中得到了相当广泛的应用。应当指出的是，心电图毕竟仅仅反映心脏的电活动，与心脏大血管的血流动力学改变之间并没有必然的联系，因此我们在实践中不能不加区别地生搬硬套 Cabrera 的理论。据我们的经验，对轻度的压力负荷过重的病变，心电图常不敏感。反之某些严重的容量负荷过重，心电图可能表现反常。例如动脉导管未闭的一部分病例出现"反常"的 ST 段下移和 T 波低平甚至倒置，从而类似收缩期负荷过重图形，而且分流量越大这种现象越明显。可能的解释是：主动脉内舒张期"漏血"，主动脉舒张压降低，左心室舒张末压升高，使左心室心肌冠脉血流灌注压不足，造成缺血劳损所致。

　　最后还要指出，"心室负荷过重"一定要结合心室肥厚一起考虑，因为类似的心电图特征有时也可见于正常儿童，并非特异（如左心前区导联 T 波高耸、右心前区导联呈 rsR′波形）。

五、小儿心室肥厚心电图诊断中的临床思维

　　成人心电图心室肥厚的电压标准较为简单划一，而对于儿童，理论上应当有随年龄增长而不断变化的标准。小儿期右心室具有一定的生理优势，年龄越小越明显。因此，年龄越小，右心室肥厚诊断的敏感性越高而特异性越低；与此同时，左心室肥厚诊断的敏感性越低而特异性越高。

（赵　亮）

第三章　心律失常的心电图表现

第一节　概　论

一、小儿心律失常的发生率

心律失常诊断是心电图最常用的领域。小儿心律失常发生率不低，总体而言不如成人那样复杂。对四川大学华西医学中心儿科 1966—1980 年 3351 例住院患者心电图进行统计分析，将窦性心律不齐和窦性心动过速排除后，可能有病理意义的心律失常仍有 793 例。其中，各类心律失常的相对发生率如图 3-1-1 所示。

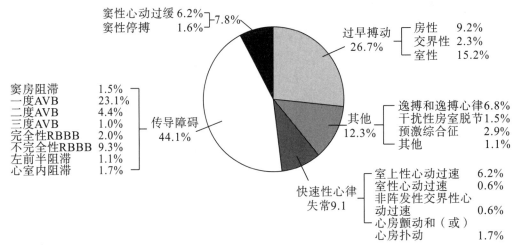

图 3-1-1　儿科住院患者各类心律失常的相对发生率

注：AVB：房室传导阻滞；RBBB：右束支传导阻滞。

二、心律失常心电图的相关技术

多数情况下，常规心电图尤其是 II 导联或 V1 导联长条记录（一般要求 1 米长度）已能提供分析心律失常的信息。以下一些技术对困难的病例有辅助诊断的价值。

（1）P 波很小，判断困难：可加做 S5 导联，或用食管导联记录食管心电图，后者记录到的心房波尤为高大清晰。

（2）QRS 形态需要细致分析，应记录多导联同步心电图。

（3）较为复杂的心律失常：提倡使用"梯形图"进行分析。梯形图由若干平行的直线构成，平行线之间的空白从上到下分别代表窦房结（S 行，根据需要亦可将此行简化掉）、心房（A 行）、房室交界区（A-V 行）和心室（V 行），也可以有更多的区间；再用竖线或斜线在相应的时间位置按顺序标记各部位电激动和传导的过程，并用数字标记测得的时间间隔（一般用测得的秒数×100）。图 3-1-2 示一例窦性心律一度房室传导阻滞伴有舒张晚期室性早搏患者的梯形图，图 3-1-3 示一例室性早搏患者三联律梯形图，图 3-1-4 示一例房性早搏未下传、房性早搏患者梯形图，图 3-1-5 示一例交界性早搏患者梯形图。

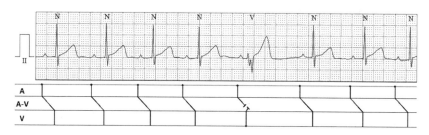

图 3-1-2　一例窦性心律一度房室传导阻滞伴有舒张晚期室性早搏患者的梯形图

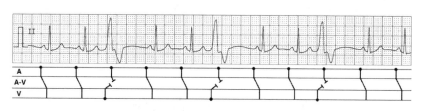

图 3-1-3　一例室性早搏患者三联律梯形图

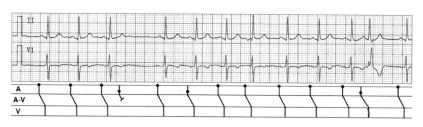

图 3-1-4　一例房性早搏未下传与房性早搏患者梯形图

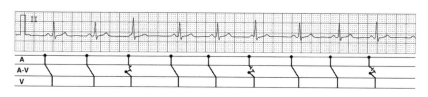

图 3-1-5　一例交界性早搏患者梯形图

一般可按以下步骤绘制梯形图：

（1）在 V 行标示出 QRS 波：如果是窦性下传的窄 QRS 波，则平齐 QRS 波起点画垂直竖线，若为心室异位节律则平齐 QRS 波起点画圆点。

（2）在 A 行标示出 P 波：窦性下传者平齐 P 波起点画垂直竖线，房性异位 P 波则在 A 行画圆点并向右上方、右下方分别引斜线。窦房结的激动在体表心电图上不可见，如有必要可增加 S 行并用圆点加斜线表示其激动的传导。同理，若要表示交界区的异位节律，可在 A−V 行内用圆点标示，并分别向右上方和右下方引斜线。若激动传入心室或心房，再在 V 行或 A 行作垂直线标识。

（3）研究心房激动和心室激动的传导关系：在 A−V 行用向右下方的斜线把二者相连表示经房室结的正向传导，向上的斜线表示经交界区逆传。图 3−1−5 中用第 3、6、9 个 P−QRS 的梯形图解表示下传激动与逆传激动在交界区遭遇并相互干扰抵消。

三、分析心律失常心电图的一般步骤

第一步：观察确定心房激动的类型：是窦性 P 波、异位房性 P′波，还是心房颤动的 f 波，抑或心房扑动的 F 波？

第二步：确定心房激动的频率和节律。

第三步：确定心房激动和 QRS 波群的关系。若有传导关系，则测定 P−R 间期或 R−P 间期及其变化。

第四步：确定 QRS 波群的频率、节律、间期和形态。若 QRS 形态有增宽、畸形，要进一步确定是室上性激动下传的异常还是其本身起源于心室。

第五步：综合以上信息，联系已知的心律失常机制作出合理的解释。

第二节　窦性心律失常

一、窦性心律

正常情况下，心脏起搏点位于窦房结，窦房结起搏引起的心律称为窦性心律。其心电图特征为：

（1）P 波规律发生，P 电轴在正常范围（0°～90°），即 P_I、P_{II} 和 P_{aVF} 直立，P_{aVR} 倒置。

（2）QRS 波之前均有 P 波，P−P 间期不低于相应年龄的正常下限。注意：只要有一系列窦性 P 波，即使未能下传也可认定为窦性心律。

正常窦性心律及常见窦性心律失常模式如图 3−2−1 所示。

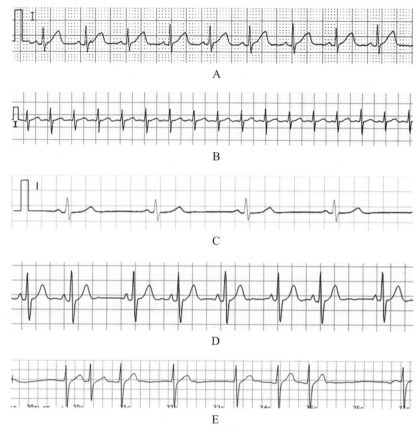

图 3-2-1 正常窦性心律及常见窦性心律失常示意图
A. 正常窦性心律；B. 窦性心动过速；
C. 窦性心动过缓；D. 窦性心律不齐；E. 窦性停搏

二、窦性心动过速

窦性心动过速，除心率超过不同年龄的正常范围外，应有形态和电轴正常的 P 波，QRS 波完全正常。心率过快时，P 波与 T 波可以重叠，可能造成与阵发性室上性心动过速鉴别的困难。窦性心率极快时偶可出现 ST 段压低，T 波平坦甚至倒置，这种改变可能是心动过速时相对心肌缺血的结果。

小儿常因发热、哭闹等多种原因发生窦性心动过速，所以窦性心动过速在儿科的意义常不如成人。一般而言，儿童长期心率超过 140 次/分，婴儿期心率超过 160 次/分是有意义的。新生儿窦性心动过速频率可以极快，与阵发性室上性心动过速不易区别，但是前者一般不超过 230 次/分，而后者很少低于 270 次/分（除非患儿是未成熟儿），这在小婴儿心动过速的鉴别诊断中有一定的参考价值，虽然并非绝对，但在实际应用时结合其他特征有助于二者相鉴别。

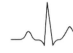

三、窦性心动过缓

窦房结发出的激动频率低于正常下限，即为窦性心动过缓。一般清醒状态婴儿心率低于 80 次/分，年长儿童心率低于 60 次/分，10 岁以上者心率低于 50 次/分；或睡眠状态婴儿心率低于 70 次/分，年长儿童心率低于 45 次/分，10 岁以上者心率低于 35 次/分为窦性心动过缓。

窦性心动过缓在儿童中相对少见，多具有病理意义，常见于颅内压增高、甲状腺功能减退、严重缺氧、深度黄疸、急性传染病的恢复期、药物作用和病态窦房结综合征患者，但也可见于迷走神经张力增高的患者，部分训练有素的青少年运动员也可有显著的窦性心动过缓。

四、窦性心律不齐

窦性心律不齐心电图特征：窦性 P 波，P—P 间期相差 0.12s 以上，或彼此相差大于或等于 10%。窦性心律不齐可分为两大类：一类为周期性，其周期与呼吸时相有关，即吸气时心率加快，呼气时心率减慢。另一类少见，心率时快时慢，与呼吸无关。

窦性心律不齐是自主神经对窦房结节奏点的调控作用（常被称作自主神经的"张力"）强弱不均所致。一般来说，心率减慢时往往迷走神经张力增强，易出现窦性心律不齐，当心率加快时，心律多变为匀齐。迷走神经张力可通过运动试验或注射阿托品来阻断，从而使心率变快、心律不齐消失。此外，令患者屏气也可暂时使心律不齐消失。反之，如患者深呼吸，窦性心律不齐更明显，以此可区别类似窦性心律不齐的其他心律失常，如房性早搏（图 3-2-2）。

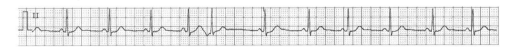

图 3-2-2 Ⅱ导联示房性早搏

重度窦性心律不齐者 P—P 间期的变异可达到 100% 以上，在儿科临床易被误诊为房性早搏，值得我们警惕。

事实上，窦性心律不齐在青少年期最为显著，可表明心脏处于迷走神经控制下，可被视为良好心脏储备能力的象征。

有时可在心电图上见到一系列窦性 P 波的 P—P 间期不等，在同一导联的各个 P 波形态略有差异，P—R 间期也可不完全相等，但仍在正常范围内。这种现象是自主神经张力波动，节奏点在窦房结的头部、体部、尾部游走不定所致，称为窦房结内游走心律（图 3-2-3）。这种节律仍然属于窦性心律不齐的范畴，在儿童期并不少见。若变异的 P 波已发生 P 电轴显著改变，例如出现了Ⅱ导联、Ⅲ导联、aVF 导联 P 波倒置，就应该认为节奏点已游走到心房内某处，甚至到了房室结（这时 P—R 间期可以短于正常值），应改称"心房内游走心律"或"窦房结至房室结间游走心律"（图 3-2-4）。

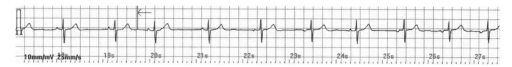

图 3-2-3 窦房结内游走心律

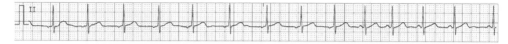

图 3-2-4 窦房结至房室结间游走心律

五、窦房阻滞、窦性停搏和病态窦房结综合征

（一）窦房阻滞

窦房结功能包括激动的形成和激动传导到心房肌纤维，这种窦-房传导需要一定时间，如果传导时间延长或不能传导即可产生窦房阻滞。但窦房结活动在体表心电图上显示不明显，只能从心房的活动变化，即从 P-P 间期的紊乱情况来推测窦房阻滞情况。

与房室传导阻滞一样，窦房阻滞可分为三度：

（1）一度窦房阻滞：仅仅是窦-房传导时间延长，而没有传导的脱漏。由于体表心电图不能测得窦房结的电活动，窦-房传导时间延长又是匀齐的，因而只有 P-P 间期匀齐，体表心电图无法诊断一度窦房阻滞。

（2）二度窦房阻滞：窦性激动间歇地不能传导到心房，造成 P 波有规律性或无规律性脱漏。我们可以根据两个 P 波的间期是基础 P-P 间期的整倍数来推断二度窦房阻滞的存在。其中，最常见的情况是 P-P 间期是基础 P-P 间期的 2 倍，即 2∶1 窦房阻滞。此外，当窦性 P-P 间期逐渐缩短直到出现 P 波脱漏，长的 P-P 间期小于 2 倍最短的 P-P 间期这一现象规律地周而复始出现时，可以认为窦-房传导出现了"文氏现象"（图 3-2-5），即窦性激动传导过程中遭遇到传导组织的相对不应期，传导变慢并逐次后延，最终遭遇到传导组织的绝对不应期，因而漏落一次（详见本章第三节）。此型又称二度一型窦房阻滞，较为少见，偶可见于正常儿童。

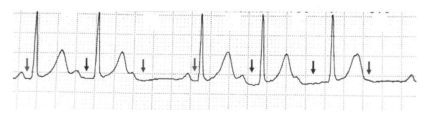

图 3-2-5 二度一型窦房阻滞

高度窦房阻滞，是指半数以上的窦性冲动不能下传心房，心电图出现频发的 P 波长间歇，长间歇是基础窦性间期的 3 倍或 4 倍，此时常有交界性逸搏或逸搏心律（图 3-2-6、图 3-2-7）。所谓逸搏，是指高位起搏点（如窦房结）节奏过慢、停搏或

受阻不能下传，无激动下传的时间超过了低位起搏点的自动节律周期，低位起搏点取而代之，发放冲动控制心室。若长时间无下传冲动，则逸搏可连续发生，形成逸搏心律。

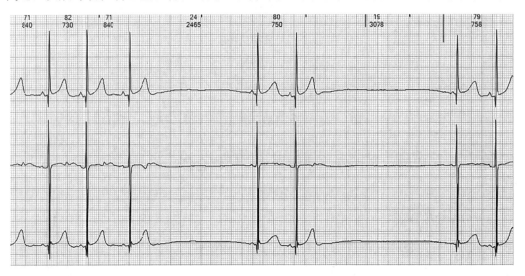

图 3-2-6　高度窦房阻滞（第一段长间歇是基础窦性间期的 3 倍，
后一段长间歇是基础窦性间期的 4 倍）

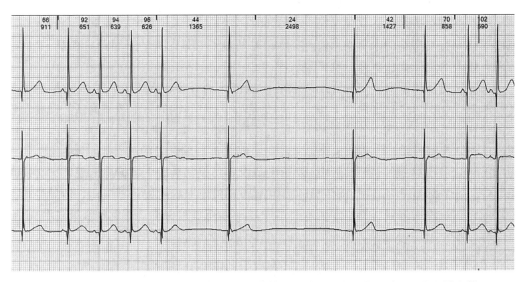

图 3-2-7　高度窦房阻滞（长间歇是基础窦性间期的 2 倍或 4 倍，并可见交界性逸搏）

（3）三度窦房阻滞：窦房结连续产生激动，但不能下传心房肌，窦性 P 波消失，心电图不能与窦性停搏心电图相区别。

（二）窦性停搏

窦房结不能产生激动，即为窦性停搏。心电图上窦性 P 波后的长间歇无 P 波，长 P-P 间期与窦性 P-P 间期无倍数关系，长间歇后易出现交界性逸搏或逸搏心律。如停搏时间长达 4s 而不伴交界性逸搏，临床上可导致晕厥、抽搐、猝死。正常儿童也可有短暂的停搏，一般不超过 2s，个别运动员可停搏 2s 以上，但不超过 3s（图 3－2－8）。

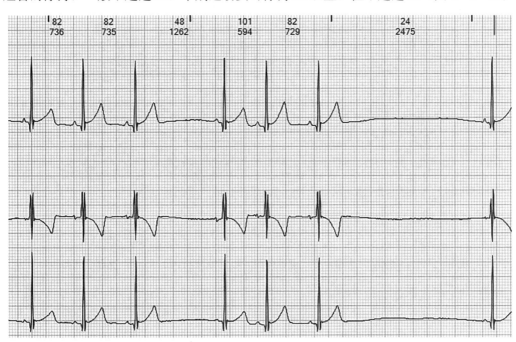

图 3－2－8　窦性停搏（窦性 P 波后的长间歇无 P 波，长 P－P 间期与窦性 P－P 间期无倍数关系）

（三）病态窦房结综合征

窦房结的起搏和（或）传导功能的障碍或衰竭，称为病态窦房结综合征（Sick Sinus Syndrome，有时简称"病窦"）。成人病态窦房结综合征多为进行性或永久性损害，小儿病例以先天性心脏病手术损伤最为多见，但是暂时性的病损并不少见，国内报道急性心肌炎所占比例可以高达 2/3，因此有学者主张将小儿病态窦房结综合征称为"窦房结功能紊乱"（Sinus Node Dysfunction 或 Sinus Node Disorder）。病态窦房结综合征的心电图表现有三种类型：

（1）持续而严重的窦性心动过缓。

（2）窦性停搏、窦房阻滞，伴有或不伴有交界性逸搏或逸搏心律（图 3－2－9）。病态窦房结综合征可以存在"双结病变"，即房室结功能也有障碍，因而交界性逸搏心律过缓，甚至同时有交界性停搏，表现为房室传导阻滞。

（3）心动过缓与过速交替发生，又称慢－快综合征（Brady－tachy Syndrome）。其中的快速心律失常可为房性早搏、房性心动过速、心房扑动（简称"房扑"）或心房颤动（简称"房颤"）等（图 3－2－10）。

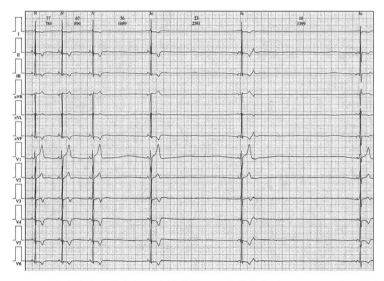

图 3-2-9　病态窦房结综合征（窦性停搏，心室停搏长达 3399ms；交界性逸搏）

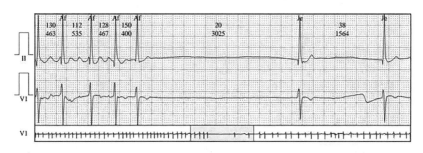

图 3-2-10　病态窦房结综合征（窦性停搏，阵发心房颤动，交界性逸搏）

（四）窦房结功能试验

病态窦房结综合征诊断的要点在于除外因迷走神经张力增高、药物作用及代谢紊乱引起的非器质性窦房结功能低下。为此，往往需要用某些试验来检测窦房结的功能（均有一定的假阳性和假阴性），如：

（1）运动试验。例如脚踏车运动试验，记录运动前和运动后即刻、1min、3min、5min、10min、15min、20min、30min 的心电图，若心率仍低于 100 次/分，或心率增加未达到原心率的 20%～30%，或出现异位心律，均为阳性，有利于病态窦房结综合征的诊断。

（2）药物试验。常用阿托品（静脉注射 0.02～0.04mg/kg）或异丙基肾上腺素（静脉滴注 1～3μg/kg/min），阳性判断标准与运动试验相同。

（3）电生理检查。包括经食管心房调搏和侵入性的电极心导管心房调搏，前者创伤性小。放置食管电极后测定。

①窦房结功能恢复时间（SNRT）：采用高频率心房起搏，使窦房结受到高频率刺激的抑制，起搏一定时间后突然终止，测量最后一个起搏脉冲信号到下一个窦性 P 波之间的时距，即为 SNRT，后者在正常儿童中不超过 1200ms。窦房结功能不良时

SNRT 延长（图 3-2-11）。

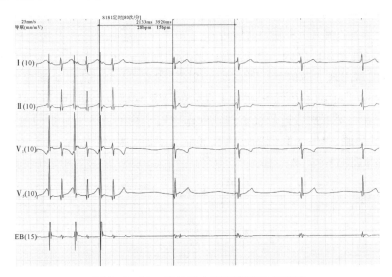

图 3-2-11　经食管心房调搏测定 SNRT

注：患儿，男，10 岁，因 S1S1 刺激，以 80 次/分刺激，持续 30s，停止刺激时的心电图。测量最后一次刺激信号到第一个窦性 P 波的起点的时距，SNRT 为 2293ms（SNRT 值＞2000ms），提示 SNRT 延长。

②窦房传导时间（SACT）：目前常用 Narula 法，即以比自身心率快 10～15 次/分的脉冲频率连续刺激心房 8 次，使之夺获心房而不引起窦房结抑制，但起搏脉冲将控制和重建窦房结的节律。测量最后一个起搏脉冲信号与其后窦性 P 波之间的时距，减去基础窦性周期所得的差值即为 SACT。此法测定的正常儿童 SACT 不超过 140ms，窦房结功能不良时 SACT 延长（图 3-2-12）。

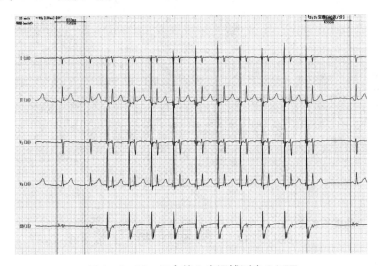

图 3-2-12　经食管心房调搏测定 SACT

注：应用连续心房起搏法，以 90 次/分 S1S1 刺激（10 次），测得 SACT＝（1333－833）÷2＝250（ms）（正常值 150ms），提示 SACT 延长。

　　逸搏和逸搏心律是心电图学中常常遇到的现象，是一种继发性节律，一种生理性的保护功能，因而其本身没有病理意义。交界性逸搏最为常见，次为室性逸搏，而房性逸搏最少见。交界性逸搏 QRS 波的前后可有一个"直立型"的窦性 P 波，即 P 波在 Ⅱ 导联直立，P 电轴在 2 象限之内（若 P 波在 QRS 波前方，P－R 间期一般应<0.01s），也可在 QRS 波前后出现"逆传型"P′波，甚或无 P 波可见（详见本章第五节中交界性早搏）。除此之外，当逸搏心律的 P′波在 Ⅰ 导联、aVR 导联直立而 P′－R 间期正常时，一般认为发源于右心房下部靠近冠状窦处，称作"冠状窦心律"（图 3－2－13）；当 P′波在 Ⅰ 导联、V5 导联、V6 导联倒置，aVR 导联直立时，称作"左心房心律"，一般认为发源于左心房下部（图 3－2－14）。

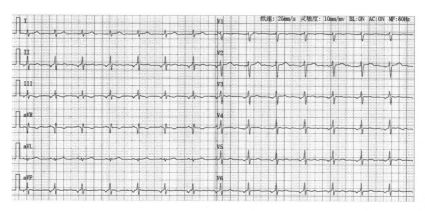

图 3－2－13　冠状窦心律

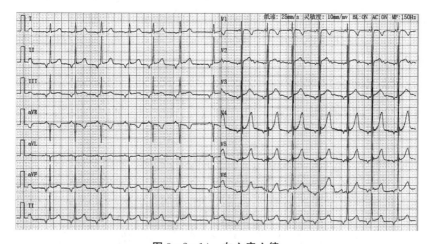

图 3－2－14　左心房心律

第三节　房室传导阻滞

　　现代概念中的房室交界区包括房室结、His 束等五个互相联属的部分。其中，房室结对电激动的传导是全心脏最慢的（仅 0.05～0.10m/s，而左右束支可达 2～4m/s），心电图 P—R 间期主要产生于心电激动在房室交界区的传播。房室交界区也是最容易发生传导阻滞的部位。

传导障碍可以分为"阻滞"和"干扰"两大类。传导阻滞一般指病理性的传导中断或延缓（例如，房室结不应期病理性延长，使正常下传的激动受阻），而干扰指电兴奋遭遇到心肌的不应期（绝对不应期或相对不应期）产生生理性的传导中断或延缓，所以干扰现象本身并无病理意义，反而具有保护心肌使之不致过度频繁兴奋的作用。

房室传导阻滞（AVB）可根据程度不同加以区分。主要的房室传导障碍（阻滞和干扰）归纳如图 3—3—1 所示。

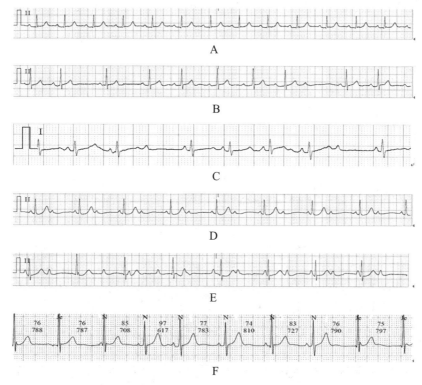

图 3—3—1　主要的房室传导障碍

A. 一度房室传导阻滞；B. 二度一型房室传导阻滞（文氏型）；

C. 二度二型房室传导阻滞（莫氏型）；D. 2∶1 房室传导阻滞；E. 三度房室

传导阻滞；F. 干扰性房室脱节（由加速的交界区逸搏心律所致，有间断的窦性夺获）

一、一度房室传导阻滞（Ⅰ°AVB）

一度房室传导阻滞者 P—R 间期大于相应年龄和心率正常范围的上限 0.02s 以上，或较原有的 P—R 间期延长 0.04s 以上，儿童期多反映房室结传导的延缓（图 3—3—2）。偶有不明原因的 P—R 间期延长其实是自主神经张力不平衡所致，要注意排除（图 3—3—3）。

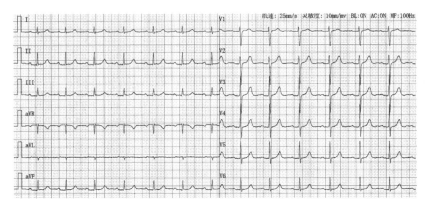

图 3-3-2　一度房室传导阻滞

注：患儿，女，10 岁，心率 79 次/分，P-R 间期 0.20s。

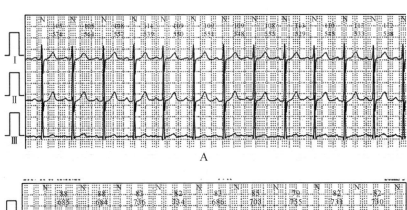

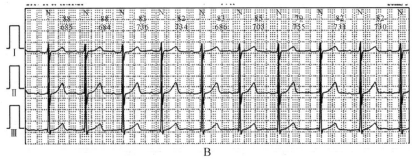

图 3-3-3　不同体位对 P-R 间期的影响

A. 站立位 P-R 间期（0.15s）；B. 平卧位入睡后 P-R 间期（0.19s）

注：患儿，女，13 岁，因不明原因 P-R 间期延长就诊。站立位心率 109 次/分，P-R 间期 0.15s；夜间熟睡后心率 84 次/分，P-R 间期 0.19s。心脏检查无其他异常，考虑为迷走神经张力增高所致 P-R 间期延长。

二、二度房室传导阻滞（Ⅱ°AVB）

（一）二度房室传导阻滞的分型

二度房室传导阻滞指部分心房激动在房室交界区受阻未能下传，导致心室搏动脱漏，可分为两型。

一种是二度一型房室传导阻滞（Ⅱ°Ⅰ型 AVB），儿童期最常见，又称 Mobitz-Ⅰ型二度房室传导阻滞。其特征为：P-R 间期随每次心房激动进行性延长，直至某一次 P 波不能下传，产生一次心室激动的脱漏。简言之，P-R 间期呈一种"短一长一掉"的规律。其本质是下传的电激动在房室结内遭遇到相对不应期，使传导变慢，传导逐次后延，最终遭遇绝对不应期而不能传导。由于脉搏脱漏，房室结经过休息又恢复了传导能力，如此周而复始，形成周期。这种规律又称为"文氏现象"（Wenckebach phenomenon）。文氏现象的一个特征是周期内各下传心搏的 P-R 间期的"递增量"逐次减少，因而典型的文氏周期各个下传心搏的 R-R 间期逐次缩短，简言之呈"渐短突长"的规律，而且包含漏搏的长 R-R 间期比两个窦性周期之和短。（图3-3-4、图3-3-5）

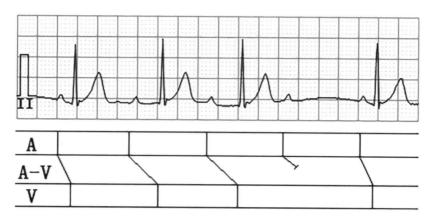

图3-3-4 文氏现象的模式图解

注：如图示典型文氏现象，P-R 间期逐次延长，但是 P-R 间期的增幅由6减少到2，R-R 间期则逐次缩短，终致 P 波脱漏未下传。产生的长间歇短于窦性周期的2倍，因此两个文氏周期之间的时距仍然保持为窦性周期的整数倍。

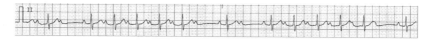

图3-3-5 房室传导阻滞示例

注：患儿，2岁，病毒性心肌炎。心电图显示一度房室传导阻滞，二度一型房室传导阻滞，2∶1房室传导阻滞。此处2∶1下传的房室传导阻滞，因与一度房室传导阻滞、二度一型房室传导阻滞共存，故属于二度一型房室传导阻滞。

掌握了这种规律，还可以将之应用到其他部位的"文氏型"传导阻滞的诊断上。例如，体表心电图缺乏窦房结激动的标志，因而窦房传导阻滞不易诊断，但是如果 P-P 间期呈现规律性的"渐短突长"，长间歇短于任意两个短 P-P 间期之和，就可以考虑二度一型窦房传导阻滞的诊断。

另一种是二度二型房室传导阻滞（Ⅱ°Ⅱ型 AVB），又称 Mobitz-Ⅱ型二度房室传导阻滞。其特征是没有 P-R 间期的进行性延长，换言之，P-R 间期恒定不变，但是规律性地出现 P 波不下传的现象（图3-3-6）。这种房室传导阻滞实质发生在房室结以远的部位，其预后比二度一型房室传导阻滞严重得多，因其可能进展为完全性房室传导阻滞，所幸在儿科甚为少见。

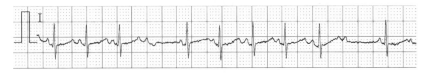

图 3-3-6　二度二型房室传导阻滞（P 波以 6：5 下传）

当心房激动按 3：1、4：1 甚至更大的比例下传，即心室漏搏连续出现两次以上，可称为"高度房室传导阻滞"（图 3-3-7）。

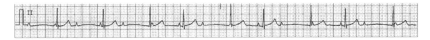

图 3-3-7　高度房室传导阻滞（窦性心律，交界性逸搏，高度房室传导阻滞 P 波按 3：1 下传）

（二）二度房室传导阻滞的诊断注意事项

（1）出现漏搏时的 P-P 间期可以比其他的 P-P 间期长，此现象称为"室相性窦性心律不齐"（图 3-3-8），其发生机制可能与心室收缩对窦房结的牵张或使血供下降的影响有关。这一现象在二度房室传导阻滞、高度房室传导阻滞中相当常见。

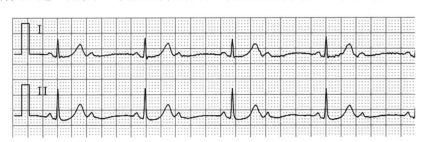

图 3-3-8　2：1 房室传导阻滞

注：患儿，男，7 岁，心肌炎，P 波以 2：1 下传，为二度二型房室传导阻滞。本例心电图示有比较明显的"室相性窦性心律不齐"，即包含 QRS 波的 P-P 间期比不含有 QRS 波的 P-P 间期短。

（2）有些二度一型房室传导阻滞的 P-R 间期、R-R 间期变化不符合典型文氏周期的规律，例如 P-R 间期可呈"渐长—不变—突长—掉"，甚至"渐短—渐长—掉"规律，从而使 R-R 间期也失去了"渐短突长"的规律。然而，不论文氏周期如何不典型，其周期最末一个 P-R 间期一定长于第一个 P-R 间期（图 3-3-5）。

（3）当心房激动以 2：1 的比例下传的时候，很难从体表心电图判断到底是二度一型房室传导阻滞还是二度二型房室传导阻滞。有学者指出，当 QRS 波形态正常时这种房室传导阻滞通常还是二度一型，但是当这种 2：1 下传的房室传导阻滞持续存在时，有指征做 His 束心电图检查，以便排除可能存在的二型阻滞。图 3-3-5 所示 2：1 下传的房室传导阻滞，因与一度房室传导阻滞、二度一型房室传导阻滞共存，故属于二度一型房室传导阻滞。图 3-3-8 为一例 2：1 下传的房室传导阻滞，阿托品试验未能改进传导，考虑为发生在房室结以远部位的二度二型房室传导阻滞。

从临床意义上讲，有时二度房室传导阻滞可能是一种生理现象。例如健康人 Holter 心电监护常能在深夜迷走神经张力最高的时候记录到一度或二度房室传导阻滞。几项调查显示，正常学龄儿童 Holter 心电监护中有 11% 记录到二度房室传导阻滞；正常儿童体位改变（由立位转为卧位）时偶亦出现二度一型房室传导阻滞，我们称之为"迷走神经紧张性房室传导阻滞"。另外，心房激动的频率过快时（>250 次/分），即使交界区传导能力正常也可能出现"二度房室传导阻滞"（因 P 波下传落入了房室结的不应期），据此现象心电图诊断为"房室传导阻滞"值得商榷，有人称之为"干扰性房室传导障碍"，似更合理。此种情况最常见于心房扑动和紊乱性房性心动过速等心律失常（图 3-3-9、图 3-3-10）。

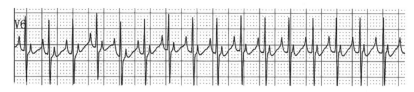

图 3-3-9　心房扑动（2∶1 下传）

注：患儿，男，28 天，全心增大。

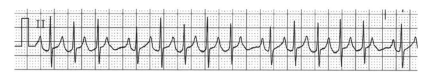

图 3-3-10　房性心动过速

注：患儿，男，4 岁，二度一型房室传导阻滞。

三、三度房室传导阻滞（Ⅲ°AVB）

三度房室传导阻滞又称为完全性房室传导阻滞，P 波顺序发生，但均未下传，表现为与 R 波无固定关系，P-P 间期和 R-R 间期各有其固定的规律（图 3-3-11）。

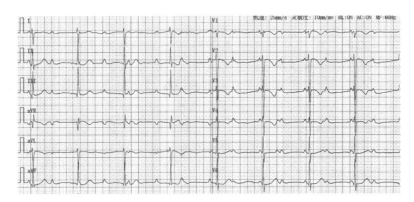

图 3-3-11　三度房室传导阻滞

注：患儿，女，10 岁，临床诊断为三度房室传导阻滞。窦性 P 波规律发生，但包含有 QRS 波的 P-P 间期略短于不包含 QRS 波的 P-P 间期，为室相性窦性心律不齐。R-R 间期匀齐，为交界性逸搏心律。

　　三度房室传导阻滞的 QRS 波形态取决于低位起搏点的位置。起搏点在 His 束分支以上的，QRS 波与窦性下传者相同；在 His 束分支以下的，QRS 波增宽畸形，而且起搏位置越低，QRS 波增宽畸形越明显，心室率也越慢。儿童期三度房室传导阻滞约有半数是先天性的，临床上多数耐受良好，症状轻微。从心电图的角度讲，先天性者心室率较快，常为 40~100 次/分，运动可提高心室率；而获得性者心室率较慢，常为 30~50 次/分，运动与休息心率常无差别。先天性者常为窄 QRS 波，而获得性者 QRS 波一般是增宽的（图 3-3-11）。

　　三度房室传导阻滞的心电图要注意与干扰性房室脱节相鉴别（表 3-3-1），二者的鉴别在临床上意义重大。当交界区的自主节律性增强时，交界区发出的"加速性逸搏心律"（又称"结自律性心动过速""非阵发性交界性心动过速"）的频率常常趋近于窦性 P 波频率（此种现象常被称为"等频现象"），二者相互干扰造成心房、心室各由一个起搏点控制（图 3-3-12）。

表 3-3-1　三度房室传导阻滞与干扰性房室脱节的鉴别诊断

	三度房室传导阻滞	干扰性房室脱节
机制	原发于交界区的完全性房室传导阻滞	继发于其他心律失常（窦性心动过缓或加速性逸搏心律，尤其是后者）
意义	本身意义重大，很多时候需紧急处理	本身无病理意义
心房率与心室率[a]	心房率>心室率，频率差异可很大	心房率<心室率，但二者频率接近，甚至几乎相等
P-QRS关系	P-R 间期不固定，P 波与 R 波各有其固有的规律	P 波 P-R 间期不固定，P 波可在 QRS 波前、中、后，但若 P 波在 QRS 波前，P-R 间期应短于正常低限[b]

　　注：[a]，三度房室传导阻滞心室由低位起搏点控制，低位起搏点（如交界区）的自动节律性比高位起搏点低，因而三度房室传导阻滞的心房率较心室率快。这一点是和干扰性房室脱节相鉴别的关键，后者 P 波和 QRS 波之间也没有传导关系，但是因为低位起搏点的自动节律性有异常增高，所以心房率略慢于心室率。

　　[b]，干扰性房室脱节时，P-R 间期在正常范围时通常发生窦性激动"夺获"心室的现象，但此种现象仅为间断发生。

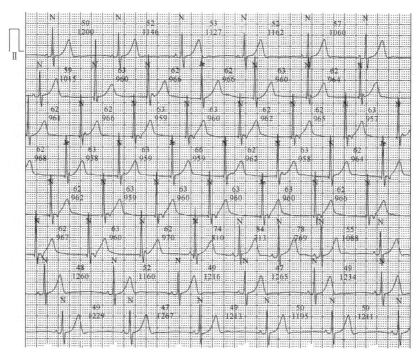

图 3-3-12 干扰性房室脱节

注：患儿，女，5 岁，室间隔缺损封堵术后 2 天，夜间窦性心动过缓，加速性交界性逸搏心律。

第四节 心室内传导异常

各种心室内传导异常在小儿心电图中非常常见，包括各种房室束支传导阻滞和预激综合征，其共同特征是几乎都有 QRS 时间的延长。

如图 1-1-4 及图 3-4-1 所示，兴奋从房室结经 His 束下传，后者从室间隔膜部前端穿出并分为左束支、右束支，分别沿室间隔左侧、右侧心内膜下行。其中左束支很快再分为前上和后下两条分支，前上分支细长，斜向前下进至左心室前乳头肌，并陆续分出细支形成 Purkinje 纤维网，分布于左心室的大部分心肌。后下分支粗短，向后下行走分布于左心室后下壁。正常情况下室间隔心肌是最早除极的部位，除极方向由室间隔左心室面至右心室面；而后左右心室肌几乎同时除极，因左心室心肌较厚而完成稍晚。以上三个束支中某一束支阻滞时，兴奋传导的顺序改变为从功能正常的束支下传，通过心肌 Purkinje 纤维网缓慢逆向传至阻滞侧的心肌，从而使心电向量向阻滞侧偏移。根据阻滞发生部位，阻滞可分为单束支阻滞（右束支阻滞、左束支阻滞、左前分支阻滞、左后分支阻滞）、双束支阻滞（如右束支阻滞合并左前分支阻滞）和三束支阻滞。

正常情况下心房、心室的电活动由房室沟中的纤维环隔绝，二者之间的唯一联系是由房室结、His 束和束支组成的传导系统。但除此之外少数人房室之间还存在"附加传导束"（简称"副束"），下传激动可以通过这些异常传导束快速下传，使部分心室肌提前除极，引起一组特殊的心电图改变，称为"预激症候群"或"预激综合征"，有时简

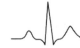
称为"预激征"。已证实的副束（图3-4-1）有以下几种：

（1）Kent束：指与交界区房室传导通道无关的、联结心房和心室的副束，又名房室副束，位于左侧或右侧房室沟，后者尤为多见。

（2）James旁道：从联结窦房结和房室结的结间束上分出的纤维，绕过房室结而止于房室结下端与His束相连，亦称房束副束。

（3）Manhaim纤维：自His束或房室结上直接发出的进入室间隔的纤维，又名室束副束。

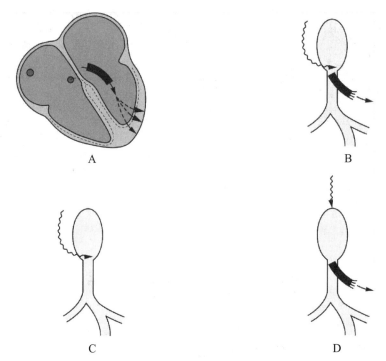

图3-4-1　各种房室附加传导通道及其引起心室预激的心电图特征

A. Kent束（心电图特征：P-R间期缩短，△波，
QRS波增宽）；B. James旁道+Manhaim纤维（心电图特征：
P-R间期缩短，△波，QRS波增宽）；C. James旁道（心电图特征：P-R间期缩短，
QRS波不增宽）；D. Manhaim纤维（心电图特征：P-R间期正常，△波，QRS波增宽）

注：当James旁道与Manhaim纤维并存时，心电图与Kent束引起的预激综合征极为相似。

一、右束支阻滞

右心前区导联（V1、V3R等）QRS波呈rsR′型：Ⅰ导联、V5导联有S波且S波粗钝。QRS波应有增宽，若QRS波增宽为轻度（0.08～0.10s），称为不完全性右束支阻滞（图3-4-2）；若QRS波增宽达0.10s以上（成人达0.12s以上），则为完全性右束支阻滞（图3-4-3）。右束支阻滞伴随的心电图改变：右心室壁激动时间（VAT_{V1}）大于0.05s（成人大于0.06s）；ST段压低，T波倒置，但ST-T的继发性改变在儿童

期常并不明显；常有心电轴的右偏。

不完全性右束支阻滞的诊断容易失之过宽。为便于记忆常常将右束支阻滞的 V1 导联 QRS 波称为"M 型"，因此容易把 R 波有切迹但并未深达等电线的图形误认为右束支阻滞图形。一般认为此种图形是小儿心脏的室上嵴或左心室及室间隔基底部的终末除极向量在右心前区导联上的投影，并非病态。应当注意不要把 QRS 波不增宽，无 $S_{I、V5}$ 粗钝，或 R 在前、r' 在后的图形诊断为右束支阻滞。根据以上标准，Wasserburger 在 116 例 V1 导联呈 M 型的小儿心电图中仅确认 7 例为不完全性右束支阻滞。即便确实符合右束支阻滞的诊断标准，对其临床意义的诠释也应慎重，因为不完全性右束支阻滞可以见于 1.5‰ 的正常人。而病理的右束支阻滞，可能为传导障碍，也可能是右心室舒张期负荷过重引起的右心室轻度肥厚的早期表现。

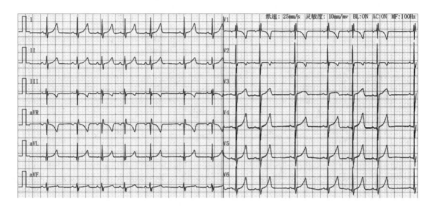

图 3-4-2　不完全性右束支阻滞（电轴左偏，原发性房间隔缺损）

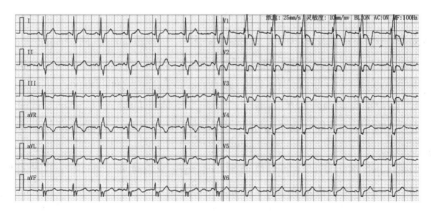

图 3-4-3　完全性右束支阻滞（室间隔术后，左前分支阻滞）

心电图示右束支阻滞时，同时存在的右心室肥厚判断起来比较困难，可靠性亦较差，尤其不可单纯地将 R' 波的振幅作为依据，应结合更多的结果包括临床资料进行分析。

二、左束支阻滞

QRS 波时间延长（婴儿 0.08s 以上，年长儿 0.10s 以上）；Ⅰ 导联、aVL 导联、V5

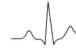
导联 QRS 波呈 R 型，常没有 Q 波，也很少有 S 波，R 波有错折或顶端宽钝；V1 导联、V2 导联为宽大的 QS 型，或 rS 型但 r 波极低小；ST—T 的方向与主波方向相反。左束支阻滞一般有轻度电轴左偏，但多不超过 $-30°$。诊断左束支阻滞应以心前区导联的波形特征为主要依据。（图 3—4—4）

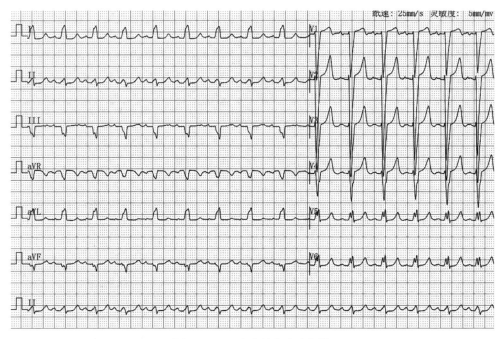

图 3—4—4　完全性左束支阻滞

注：患儿，男，8 岁，临床诊断室间隔缺损行封堵术后。

左束支阻滞在儿童期比较少见，但是因为多见于器质性心脏病，临床意义很重要。与右束支阻滞相似，左束支阻滞和左心室肥厚同时存在的时候，后者的诊断极为困难。

当心电图呈左束支阻滞图形但 QRS 波仅轻度增宽（例如年长儿 QRS 时间 0.08~0.10s）时，称为不完全性左束支阻滞。由于左束支阻滞的继发性 ST—T 改变、R 波顶端宽钝等表现并非必备条件，其与正常心电图的变异很难区分，除非其间断出现，否则诊断常难于肯定。

有时可见 QRS 波增宽，但各导联图形与上述左束支阻滞、右束支阻滞图形均不符合，只能笼统称为"室内传导阻滞"（图 3—4—5）。

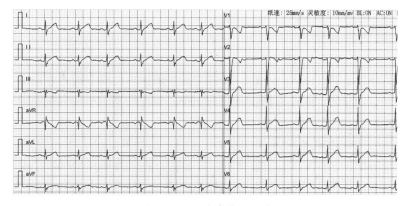

图3-4-5 室内传导阻滞

注：患儿，男，10岁，临床诊断为病毒性心肌炎，多数导联QRS波终末粗钝，似可诊断为完全性右束支阻滞，但右心前区导联无rsR'图形出现（仅有S波切迹），因而只能诊断为室内传导阻滞。

　　束支阻滞偶可间歇出现。图3-4-6所示为一例间歇性束支阻滞。多数间歇性束支阻滞与心率快慢变化有关（即使有时这样的心率差异非常细微），称为频率依赖性间歇性束支阻滞。其中，当心率增快时才出现的传导阻滞称为"3相阻滞"，因为阻滞出现的机制是心率增快时后续的激动落在前一激动动作电位的3相；反之，当心率减慢时才出现的传导阻滞称为"4相阻滞"，因为阻滞出现的机制是前一激动动作电位4相有显著的舒张期"自除极"，心率缓慢时后续激动遭遇到4相电位升高，传导速度减缓，造成传导阻滞（图3-4-6）。

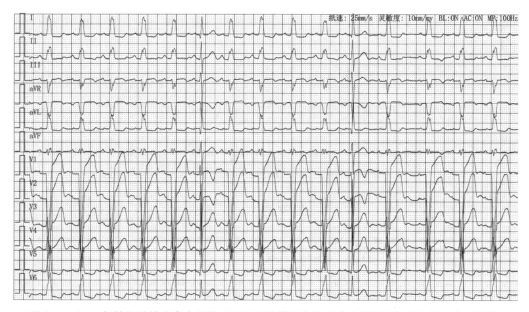

图3-4-6 4相性间歇性左束支阻滞（可见间歇性完全性左束支阻滞和不完全性左束支阻滞）

注：患儿，男，9岁，室间隔缺损封堵术后。

三、左束支分支阻滞

（1）左前分支阻滞（图 3-4-7），又称左前半阻滞，此时兴奋由左后分支下传，使左心室后下壁首先除极，继而逐渐扩布至前上壁。因此心室除极向量的初始部分短暂地朝下朝右，然后朝上朝左。

心电图特征：电轴重度左偏（-90°~-30°），Ⅰ导联、aVL 导联有小 q 波，QRS 波时限无明显的延长（<0.12s）。Ⅱ导联、Ⅲ导联、aVF 导联呈 rS 型，$S_{Ⅲ} > S_{Ⅱ}$。

成人左前分支阻滞最常见于冠心病所致的左前分支缺血，儿童相对少见，可见于心脏手术后、心内膜心肌病等，但是应当注意：

①少数正常儿童可有"左前分支阻滞"心电图。据国内相关统计，小儿电轴左偏案例中有 10.7% 健康无病。还应注意，正常未成熟儿也可有电轴左偏。

②相当一部分先天性心脏病（简称"先心病"）如房室间隔缺损（以往多称为"心内膜垫缺损症"，其最简单的类型是原发孔型房间隔缺损）者有显著的电轴左偏，据临床心电图常被诊断为"左前分支阻滞"，实际上左前分支并无损害，而是先天性的左心室电兴奋传导的"失同步（Asynchronous）"所致（图 3-4-7）。正常人左心室前后壁几乎同时除极，电轴不偏，而电轴左偏可以是左心室前壁激动延迟（即左前分支阻滞）所致，也可以是左心室后壁激动提前所致（"假性阻滞"）。以上先天性心脏病者的电轴左偏正是属于后者。房室间隔缺损的房室结位置后移，His 束缩短后移，左后分支提前发出一小支到左心室后壁的基部，产生左心室后壁比前壁先兴奋的异常除极顺序，体表心电图上表现为显著电轴左偏。有人提出用"异常向上向量"来描述这种现象，似更切合实际。

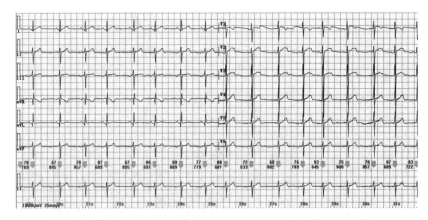

图 3-4-7　原发孔型房间隔缺损（电轴左偏，左前分支阻滞）

电轴左偏在先天性心脏病的鉴别诊断方面颇有价值，例如，临床诊断为房间隔缺损，若电轴左偏，多为原发孔型；反之，电轴右偏，则为继发孔型（图 3-4-8）；青紫型先天性心脏病者电轴左偏，首先考虑三尖瓣闭锁等。

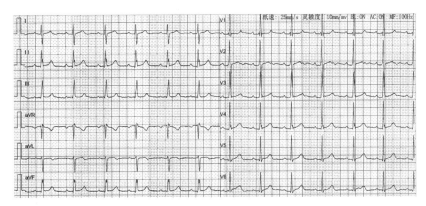

图 3-4-8　继发孔型房间隔缺损（电轴右偏，不完全性右束支阻滞图形，钩型 R 波）

（2）左后分支阻滞，又称左后半阻滞，临床少见，儿童更是十分少见。心电图特征为电轴右偏达 +120°～+180°；I 导联、aVL 导联呈 rS 型，II 导联、III 导联、aVF 导联呈 qR 型，QRS 波时限不延长。1 岁以后儿童如无右心室肥厚而出现上述电轴右偏，可考虑此诊断。注意其图形容易与"正常"图形相混淆。

四、双束支阻滞和三束支阻滞

右束支、左前分支和左后分支中任何两支均可联合发生传导阻滞，甚至三支同时出现阻滞。这类多束支分支的阻滞可以是持久的，也可间断或交替出现；还可以按轻重程度不同分为一度、二度和三度。双束支阻滞和三束支阻滞主要发生在成人心脏传导系统退行性变和心肌梗死，儿科临床甚少见。但是儿科医师必须对这类心电图有所警惕，因为一旦出现，提示心肌弥漫性损害，而且往往是完全性房室传导阻滞的先兆。

（一）右束支阻滞合并左前分支阻滞

由于右束支和左前分支在空间位置上相互靠近，而且由同一条冠脉分支供血，二者同时受损机会较多，因此右束支阻滞合并左前分支阻滞是双束支阻滞中相对多见的一种组合。其心电图特征为心前区导联符合完全性右束支阻滞而肢体导联有左前分支阻滞特点，电轴明显左偏达 -90°～-30°。儿科主要见于先天性心脏病心内修补术后，占室间隔缺损和法洛四联症手术病例的 8.2%～24.0%。先天性心脏病术后出现这样的传导障碍，其预后意义存在争议，但是确有发展成三度房室传导阻滞和导致猝死的可能，一旦发现，应该严密观察随访（图 3-4-9）。

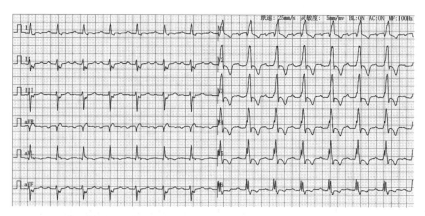

图 3-4-9　室间隔缺损封堵术后完全性右束支阻滞、左前分支阻滞、一度房室传导阻滞

（二）右束支阻滞合并左后分支阻滞

心前区导联符合右束支阻滞，肢体导联电轴右偏＋120°以上，且图形有左后分支阻滞的特点。

（三）完全性三束支阻滞

完全性三束支阻滞在体表心电图上与三度房室传导阻滞无法区别。但完全性右束支阻滞合并左前分支阻滞或左后分支阻滞时，如果存在 P-R 间期延长，则可做出疑似三束支阻滞的诊断（图 3-4-9），肯定诊断必须靠 His 束电图检查，因为 P-R 间期的延长尚有可能是房室结区的阻滞所致。同理，P-R 间期延长时若只合并三个束支之一阻滞的 QRS 波图形，亦可作为双侧束支阻滞的诊断线索，肯定诊断也要靠 His 束电图检查。

五、预激综合征

预激综合征产生机制及其心电图特征如图 3-4-10 至图 3-4-12 所示。

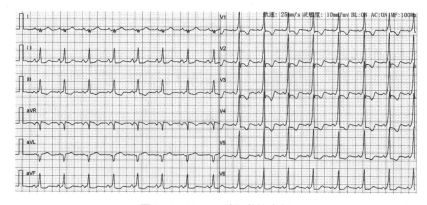

图 3-4-10　A 型预激综合征

注：患儿，男，9 岁，P-R 间期仅 0.07s，△ 波在各导联均明显，在 V1 导联和 V5 导联均向上。

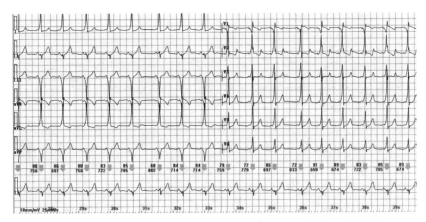

图3-4-11 B型预激综合征（心脏彩超示左心室心尖部肌小梁增多）

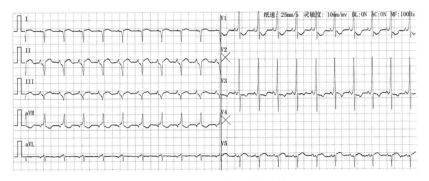

图3-4-12 C型预激综合征

注：患儿，男，3月，反复发作室上性心动过速。

典型预激综合征由Kent束引起，亦称Wolf-Parkinson-White（WPW）综合征。其诊断标准：

（1）P-R间期缩短，即婴儿<0.08s，3~16岁者<0.10s，成人<0.12s。

（2）QRS波起始部分畸形而粗钝，称为"预激波"（Δ波），QRS波相应增宽，超出相应年龄的上限。

（3）可以有继发性ST-T改变，此时T波常与Δ波方向相反。

应当注意，本症P-R间期缩短，QRS波延长，但是P波起始到QRS波终末的时距（P-J时间）完全正常，并无缩短。

根据QRS主波方向，可将预激综合征进一步区分为A、B、C三型（图3-4-10至图3-4-12）。

A型：指QRS主波在V1导联和V5导联上均直立，提示Kent束可能位于左心室后方的房室沟。

B型：指Δ波在V1导联上倒置而在V5导联上直立，提示Kent束可能位于右心室前方的房室沟。

C型（极少见）：Δ波在V1导联上直立而在V5导联上倒置，提示Kent束可能在左心室前侧方。

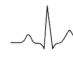

实际上由于旁道位置的多变，这种分型在旁道定位上已无多大价值，但在儿科临床中仍有一定的意义：新生儿、小婴儿的引起室上性心动过速的预激综合征几乎都是 A 型，部分年长后可以消失，而先天性心脏病合并的预激综合征则以 B 型多见，B 型预激综合征常常是持久存在的。先天性心脏病中最常合并预激综合征的有三尖瓣下移、纠正型大血管转位、单心室等。

预激综合征备受重视的主要原因在于它是阵发性室上性心动过速至关重要的电生理基础。△波可大可小，代表心室提前激动的程度和范围的变异。△波极小或经房室结下传的速度特别快而使整个心室除极，都可造成心电图上无可见 △波，此种情况称为"隐匿性预激综合征"。在长期随访预激综合征婴幼儿中，约有 1/4 人群的 △波逐渐消失，但其中一部分病例仍有室上性心动过速发作，说明其隐匿性预激综合征依然存在。有时 △波间断消失，称为间歇性预激综合征（图 3-4-13）。可采用按压颈动脉窦或使用洋地黄的方式试行诱发 △波（有心房颤动者禁忌）；反之运动、阿托品或吸入亚硝酸异戊酯则可能消除 △波，暴露出被预激综合征掩盖的其他心电图异常。但是这一规律并不恒定。

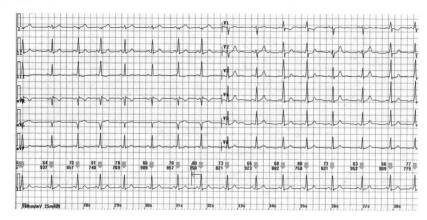

图 3-4-13　间歇性预激综合征

注：患儿，男，8 岁，因心室预激就诊，室上性心动过速反复发作，经动态检查可诊断为间歇性心室预激。

值得关注的是，越来越多的研究发现，在预激综合征患儿即便没有持续性或反复性快速性心律失常的情况下，由于旁道导致室间隔运动异常、心室肌收缩不同步，可能继而出现心室重塑、左心扩大及收缩功能降低的现象，称为预激性心肌病，也有的称为心室预激性扩张性心肌病。

预激性心肌病好发于儿童，作为一种继发性心肌病，其特点为：①心电图存在显性右侧旁路；②常为完全性 B 型预激综合征（即 QRS 波全部经旁路下传的激动而除极，不存在心室融合波，QRS 波时限常明显增宽，甚至>200ms）；③无持续性或反复性心动过速史；④不伴其他结构性心脏病；⑤影像学检查证实心脏扩大或心功能异常；⑥经药物或消融术阻断旁道前传后，心肌病可完全逆转；⑦绝大多数患者为婴幼儿或青少年。但应注意不是所有预激综合征都会发展为预激性心肌病。左心室收缩不同步和室间隔运动异常的程度可能是左心室功能障碍和重塑发生的关键因素。旁道的位置是重要决定因素，与左侧旁道相比，右侧旁道导致的室间隔运动异常更为显著。对于预激性心肌病患者，应当行射频消融治疗，能彻底改善预后。部分预激综合征患者虽尚未发展成扩张性心肌病，但已存在心室预激导致左心室运动不同步或功能受损者，也可考虑行射频消融治疗。

除了预激综合征，在儿科临床相对比较常见的其他类型预激综合征是由 James 旁道引起的 L—G—L 综合征，其 QRS 波形态正常，没有 Δ 波，唯一的心电图特征是 P—R 间期缩短，因而 P—J 间期亦相应缩短，如图 3—4—14 所示。

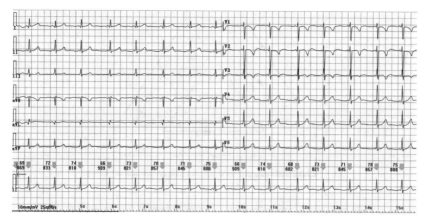

图 3—4—14　L—G—L 综合征

注：患者无症状，亦无心动过速发作史，心电图除 P—R 间期缩短以外，无其他异常。

第五节　过早搏动

过早搏动（即早搏，或称期前收缩）是十分常见的一种心律失常，起源于心房、心室或交界区（偶亦起源于窦房结）的异位激动，较基本心律（多为窦性）提早出现。根据发出早搏部位的多寡，早搏可以分为单源性早搏和多源性早搏，前者形态单一，配对时间一致；后者形态多样，配对时间亦不统一。所谓配对时间，是指早搏与前一个基本心搏的时距。

早搏的电生理机制主要包括：

（1）异位起搏点自律性升高：其本质是起搏细胞动作电位 4 相自除极加快。

（2）折返激动：折返性早搏与其前一次基本心搏有密切联系，因而其配对时间固定，形态一致。这种机制尤其值得注意，因为它也是很多其他"主动性"异位心律产生的机制，如图 3—5—1 所示。折返激动的发生必须满足以下三个条件：

①有一个可供兴奋折返运行的解剖环路：这在由"机能合体细胞"组成的心肌内是不难形成的，例如图 3—5—1 中由心室肌细胞和 Purkinje 纤维构成的连接部位。

②环路的一肢存在着一段具有单向阻滞特征的"递减性传导区"：如图 3—5—1 中 B 段心肌纤维存在顺向传导阻滞，激动不能顺向通过。

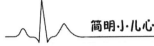

③环路内传导缓慢：如图 3-5-1 所示，B 段单向阻滞区可允许激动缓慢地逆向通过。由于传导缓慢，当兴奋逆行通过单向阻滞区到达其近段时，该处心肌已经恢复了应激性，出现所谓"可激性间歇"，兴奋得以再次下传到心室肌，形成早搏。在适当的条件下甚至再次通过单向阻滞区，周而复始，形成心动过速。

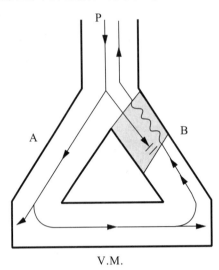

图 3-5-1 心室肌和 Purkinje 纤维末梢的折返现象示意图

注：图示 Purkinje 纤维主干（P）及其分支（A、B）与心室肌（V. M.）组成一个折返回路，分支 B 因病变而存在单向阻滞区（图中阴影区）。电激动由主干沿 A、B 两分支下传，在 B 分支遭遇阻滞，激动绕经反方向到达 B 分支单向阻滞区时，可以缓慢地通过该区，因此当此激动抵达主干时，后者已脱离了不应期，激动得以传播形成。

（3）触发活动：指前一个动作电位"触发"产生的"后去极化"现象，达到起搏阈值时导致早搏。

（4）并行心律：一个持久存在的异位起搏点周围有完全性传入阻滞，能"保护"其不受窦房结下传激动的干扰，按其固有频率发放冲动。由于这个异位起搏点周围也有"传出阻滞"，因而仅有部分冲动传入心室。

一、室性早搏

（1）室性早搏简称"室早"，其心电图特征（图 3-5-2、图 3-5-3）：

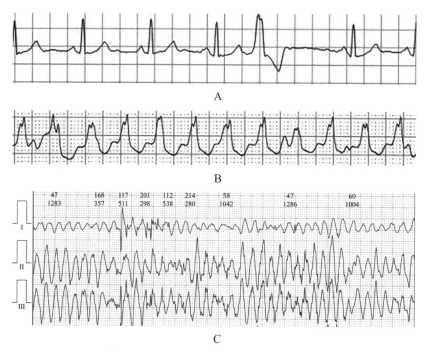

图3-5-2 主要的室性心律失常示意图
A. 室早；B. 室性心动过速；C. 心室颤动

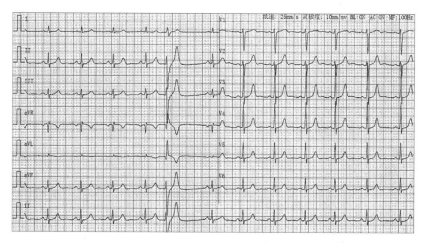

图3-5-3 室早

注：患儿，男，3岁，临床诊断为病毒性心肌炎。本例代偿间期完全，早搏的 QRS 波之后可以见到正常发生的窦性 P 波。尽管有窦性心律不齐，仍然可以看出早搏之后不含有 QRS 波的 P-P 间期特别长，为室相性窦性心律不齐。

①QRS 波提前出现，其前无异位 P 波。

②提前出现的 QRS 波宽大畸形，时间延长至 0.10s（成人 0.12s）以上，T 波与 QRS 波主波方向相反。

③室早后多伴有完全的代偿间期。

所谓代偿间期，是指早搏之后距下一个基本心搏的时距。室早很少逆行传入心房，即便逆传一般也不侵入窦房结，不引起窦性节律的重整。因此室早的代偿间期通常是完全的，也就是说室早前后两个窦性 QRS 波之间的间距恰为窦性周期的 2 倍（图 3-5-3）。事实上，这一点是室早和房早鉴别的要点之一。极少数室早侵入窦房结产生不完全代偿间期，偶亦有室早出现在两个相邻接的窦性心搏之间，因而没有代偿间期，称为"间插型室早"（图 3-5-4）。有研究认为它可能与室早引起的心肌病有关。

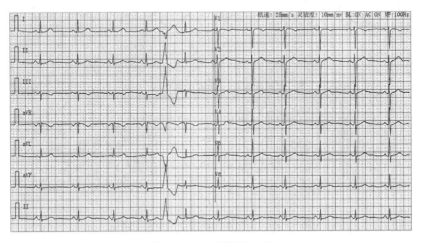

图 3-5-4　间插型室早

（2）功能性早搏（良性早搏）诊断依据：室早的心电图诊断不难，难的是临床上判断室早的性质和预后意义。虽然室早的研究已经有很大进展，但 1980 年九省市儿科心肌炎协作组提出的"良性早搏诊断依据"仍不失为一个简明扼要的参考依据：

①无心脏病史，常为偶然发现。

②无自觉症状，活动如常，心脏不扩大，无器质性心脏杂音。

③夜间或休息时早搏增多，活动后和心率增快时早搏明显减少或消失。

④心电图显示早搏为单源性，不是配对型，无 R-on-T 现象，无其他心电图异常。

儿童室早大部分是良性的，但病理性室早比病理性房早或交界早具有更严重的预后意义。值得关注的是，越来越多的证据表明所谓的"良性"室早，可能会诱发心功能不全与心肌病，其中室早负荷是公认的独立影响因素，室早起源、形态等也与之相关。目前关于儿童的经验不多，但即便是无症状的"良性"室早，如果 24 小时动态心电图室早负荷超过 10%～15%，虽然绝大多数不会诱发心肌病，也应注意临床随访。

（3）就心电图诊断自身而言，判断室早的性质可以关注以下几方面：

①R-on-T 现象，即早搏发生较早，其 QRS 波重叠在前一心搏的 T 波顶点附近。T 波顶点被认为是心室复极过程的"易损期"，这种室早容易诱发室性心动过速，甚至心室颤动（图 3-5-5），特别是具有多形性室性心动过速或心室颤动，如急性心肌缺血、Brugada 综合征、恶性早期复极和特发性心室颤动风险的患者。但不会在正常心脏中诱发恶性室性心律失常，因此多数情况下几乎没有预后意义。也有人认为，室早重叠

在前一心搏的 P 波上同样容易导致室性心动过速和心室颤动（R－on－P 现象）。可见，发生太早或太晚的室早都有较严重的预后意义。

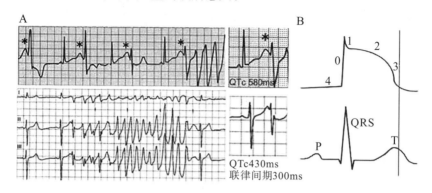

图 3－5－5　发生时相比较特殊的室早

注：发生特别早的室早，舒张早期室早伴 R－on－T 现象，诱发心室颤动。

②每间隔一个基本心搏出现一个早搏，称为二联律（图 3－5－6）。每间隔 2 个基本心搏出现一个早搏，称为三联律，依此类推有四联律、五联律等。二联律本身具有连续存在的倾向（室早倾向于在较长的 R－R 间期之后发生，因而室早之后的完全性代偿间期就造成再次发生室早的有利条件，如此反复循环，造成室早容易形成二联律，有人称之为"二联律法则"），这样的"联律"本身以及单纯由"联律"导致的早搏次数增多并不具有严重的预后意义，但是如果是 2 个室早连续出现，预后意义就相当严重，因为这种心电图现象说明已有连续发生折返激动的基础，预示有可能发展为室性心动过速。这种现象称为"成对室早"（即良性早搏诊断标准中的"配对型"）（图 3－5－7），临床医师必须注意。

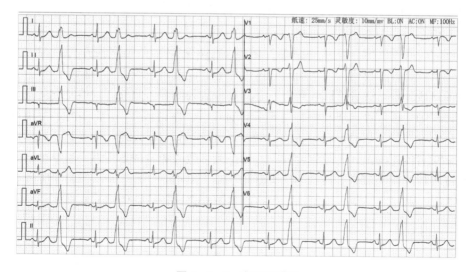

图 3－5－6　室早二联律

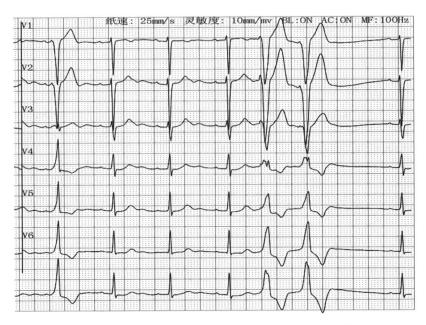

图 3-5-7　成对室早（配对间期不等，可见室性融合波）

③器质性心脏病的室早发源于左心室者居多，其 QRS 波在 V1 导联呈右束支阻滞图形，无心脏病的室早发源于右心室者较多，V1 导联呈左束支阻滞图形。但是能否根据 QRS 波形态判断室早发源部位是有争议的。上述结论来自对成人心肌梗死后早搏的观察，能否推广也还有待研究。

④室早 QRS 波越宽大畸形，电压越低，往往提示其发源位置越低，病理意义也往往越大；反之，形态越接近窦性 QRS 波的室早发源位置越靠近房室结，心室除极顺序越接近窦性心搏，病理意义越小。QRS 波特别宽（≥0.16s）或特别低矮（电压≤0.1mV）的室早多为器质性心脏病的病理性室早。

⑤配对时间不固定（差异≥0.06s）的室早中，相当部分是室性并行心律。其心电图特征还有：这些"早搏"之间的间隔可以相等，但更多表现为互不相等，而且彼此互呈简单的倍数关系，或者可以找到它们之间合理的公约数。此外，这些"早搏"可以形态不同，仔细分析常可发现其中有程度不同的"室性融合波"。一般认为，器质性心脏病者发生室性并行心律时，有猝死的可能，预后较一般室早者差。但是近年来国内外小儿心脏病学者纷纷指出，儿童室性并行心律绝大多数并无合并器质性心脏病的证据，在这种情况下应当认为其是良性的心律失常。

图 3-5-8 至图 3-5-10 所示是一些心电图表现比较特殊的室早病例。

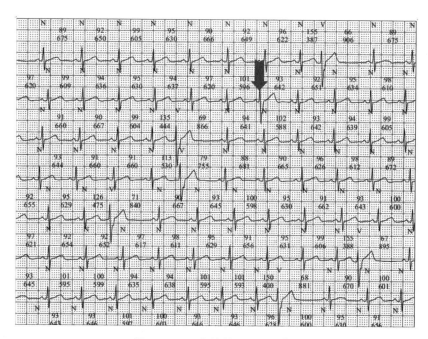

图 3-5-8　室性并行心律（↓）

注：室早间断出现，其配对时间各不相同，可见室性融合波。

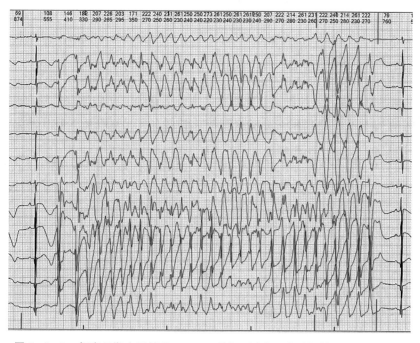

图 3-5-9　舒张早期室早伴 R-on-T 现象（诱发了尖端扭转室性心动过速）

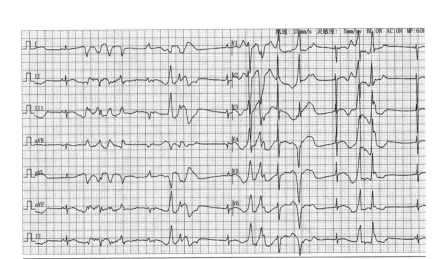

图 3-5-10 多源性室早、短阵双向室性心动过速

二、房性早搏

（1）房性早搏简称"房早"，其心电图特征（图 3-5-11）：

①提前发生的 P′波，其形态与窦性 P 波有一定程度的差异。

②P′-R 间期不短于相应年龄 P-R 间期的下限，但房早发生太早时，落在前一个 QRS 波之后交界区的绝对不应期内，因而不能下传（无 QRS 波相随），或虽能下传却出现 P′-R 间期的干扰性延长。

③房早几乎都侵入窦房结，引起节律重整，因而其代偿间期是不完全的，即早搏后的 R-R 间期通常略长于窦性周期（为重建的窦性周期加上逆向窦房传导和前向窦房传导所需的时间），但是相连的两个心动周期的总长度（含早搏在内）短于正常窦性周期的 2 倍。

④房早的 P′波后继以形态正常的 QRS 波，但若房早发生较早，激动下传正值心室内传导束的某些部分尚未脱离不应期，可出现"室内差异性传导"，QRS 波增宽畸形。

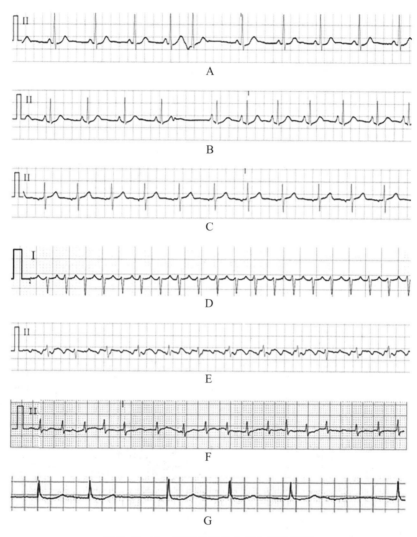

图 3-5-11　主要的房性心律失常示意图

A. 房早；B. 房早未下传；C. 心房内游走节律；

D. 房性心动过速；E. 心房扑动；F. 快室率心房颤动；G. 慢室率心房颤动

（2）与室早鉴别要点：房早的心电图诊断一般不难，但是应注意，提前发生的 P 波可以掩埋在前一心搏的 T 波内，加之发生室内差异传导时 QRS 波增宽，因而房早需要与室早相鉴别。为此应注意以下几点（图 3-5-12 至图 3-5-14）：

①仔细对比前一心搏的 T 波和其他 P 波的形态，前者因有房性 P′波埋藏而显得特别高尖，或有所变形。（图 3-5-12）

②房早代偿间期不完全，而室早有完全的代偿间期（注意此点并非完全可靠）。

③房早伴室内差异传导的 QRS 波形态多数呈右束支阻滞图形，即在 V1 导联呈 rsR′（因为右束支的不应期较左束支长，提前下传的房性激动通常遭遇到尚未脱离相对不应期的右束支，因而产生右束支阻滞图形），室早 QRS 波形则无此规律（图 3-5-13）。

④房早是否伴室内差异传导与交界区的不应性有关。配对时间越短，QRS 波变形越明显；若配对时间固定，则 QRS 波变形的程度遵从"前周期与不应期呈正变"规律，又称 Ashman 现象，即房早发生前的一个心搏的 R−R 间期延长，房早 QRS 波变形的概率越大，或变形的程度越重（图 3−5−14）。而室早无此规律。

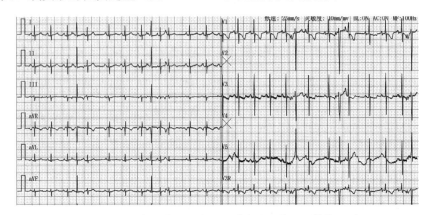

图 3−5−12　房早伴差异传导（P′波融于前一心搏的 T 波）

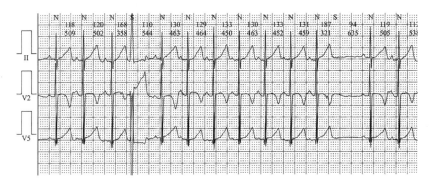

图 3−5−13　房早伴室内差异传导（房早未下传，房性反复心搏）

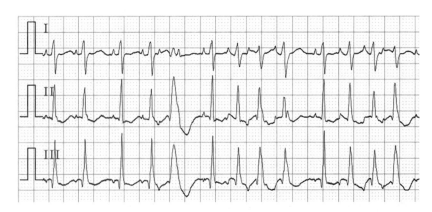

图 3−5−14　房早 Ashman 现象、超常传导、房性反复心搏

⑤房早伴差异传导时 QRS 波虽然有所增宽，但一般不超过 0.12s。

应当指出，发生在 T 波波峰之前的房早一般不能下传，偶见的房早下传称为"超常传导"，其发生可能与动作电位的"超常期"有关。房早发生在舒张晚期或收缩早期（T 波顶点至 U 波之间）时，P'-P 间期可以超过正常上限，这是因为激动下传正值交界区处于相对不应期，产生干扰性房室传导延缓；但如果 P'波位于舒张中期、晚期而有 P'-R 间期延长，则应考虑是房早伴有"真正"的一度房室传导阻滞。

与室早相似，房早中亦有部分实际上是房性并行心律。其特点为 P'波的配对时间不等，P'波与 P'波之间的间距呈倍数关系或者有合理的公约数。由于 P'波与其前的 QRS 波距离多变，P'波未下传、P'-R 间期延长、下传 QRS 波呈室内差异传导等心电图现象在房性并行心律中都特别常见（图 3-5-15、图 3-5-16）。

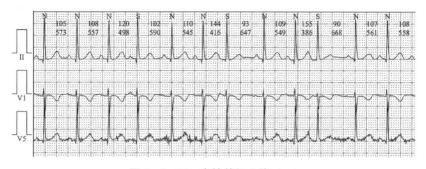

图 3-5-15　房性并行心律（一）

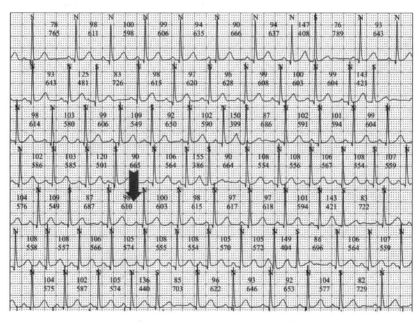

图 3-5-16　房性并行心律（二）[可见房早配对时间不等，
房早伴室内差异传导，房性融合波（箭头所示）]

三、交界性早搏

交界性早搏心电图特征：

（1）交界性早搏为提前发生的 QRS 波，其形态与窦性 QRS 波相同，但亦可发生室内差异传导。（图 3-5-17）

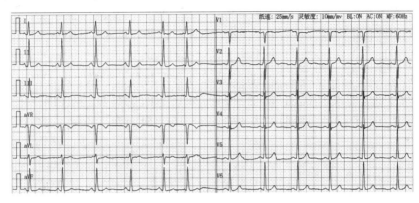

图 3-5-17　交界性早搏

（2）该 QRS 波前方无正常窦性 P 波，但可以有与之有关联的逆行 P′ 波（在 Ⅱ 导联、Ⅲ 导联、aVF 导联倒置，在 aVR 导联直立）。

①当交界区发出的异位激动下传有阻滞时，逆行 P′ 波可出现在 QRS 波之前，此时 P′-R 间期比正常 P-R 间期短，或与窦性 P-R 间期相差较大。

②当交界区激动逆传心房遇到阻滞时，逆行 P′ 波可出现在 QRS 波之后，R-P′ 间期短于 0.20s。

③当交界区激动逆传心房和下传心室所需时间相当时，逆行 P′ 波被 QRS 波掩盖而在心电图上无所表现；若交界区激动逆传心房受阻，亦不产生逆行 P′ 波（图 3-5-18、图 3-5-19）。

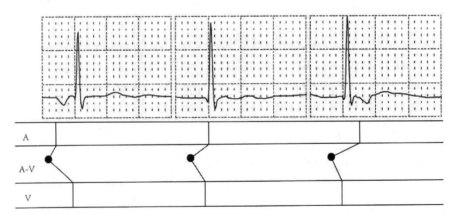

图 3-5-18　交界性心搏模式图

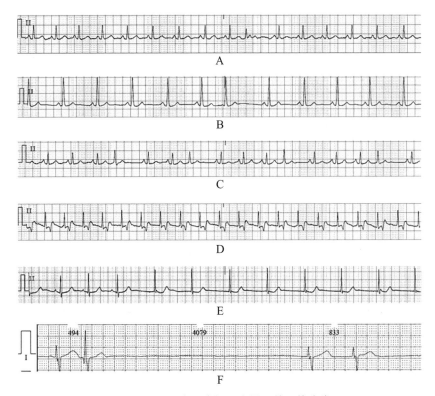

图 3-5-19 主要发源于交界区的心律失常

A. 交界性早搏：P 波在 QRS 波之后；B. 交界性
早搏：P 波在 QRS 波之前；C. 交界性早搏：P 波在 QRS 波之中；D. 交界性
心动过速；E. 加速性交界性逸搏心律；F. 交界性逸搏：继发于窦性停搏之后或长间期之后

交界区是连接心房、心室的枢纽，因此交界性心搏的特征是双向传导。

①逆行 P 波（P′波）位于 QRS 波之前，曾被称为"交界区上部心搏"，实际上发源于房室结区，或交界区激动伴有下传阻滞。心电图上仅在 P′-R 间期<0.12s 时才能诊断为交界性心搏。

②交界区激动同时传导至心房和心室，P′波与 QRS 波重叠，或 P′波逆传心房受到阻滞，体表心电图均无可见 P′波，曾被称为"交界区中部心搏"，现已知房室结本身无起搏功能，此种心搏亦发源于结间束区或更远端。

③逆行 P′波位于 QRS 波之后，曾被称为"交界区下部心搏"，实际上也可由激动逆传心房缓慢所致。

（3）交界性早搏的代偿间期多数是完全的，但是也有部分例外。

反复心搏是常常需要与早搏鉴别的一种心电图现象。发源于心房、房室结或心室的激动在下传心室（或逆传心房）的同时，又通过交界区的另一通道折返到心房（或心室），这种由一次激动引起两次心房或心室搏动的现象，称为反复心搏（或称反复心律）。图 3-5-20 所示为交界性反复心搏，图 3-5-21 所示为室性反复心搏，通过阅读梯形图可以理解其发生机制。

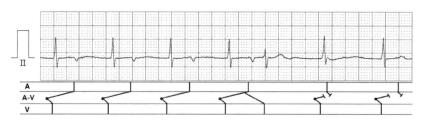

图 3-5-20　交界性反复心搏

注：交界性反复心搏，基本心律为交界性逸搏心律，在此基础上有逆传心房的文氏现象，因此第
5个心搏得以下传心室。

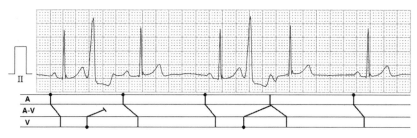

图 3-5-21　室性反复心搏

注：基本心律为窦性心律，室早，室性反复心搏有逆传心房、下传心室。

第六节　室上性心动过速

室上性心动过速（Supraventricular tachycardia，SVT）是一个含义广泛的名词，它包括各种房性心动过速、交界性心动过速和比较少见的折返性窦性心动过速。习惯上，人们甚至常常把心房扑动和心房颤动归属于这一类心律失常。根据发生心动过速的电生理机制，其又可以分为异位性室上性心动过速和折返性室上性心动过速等；根据心律失常持续的时间和起止的急缓，其又可分成持久性（或慢性）室上性心动过速与阵发性室上性心动过速。

一、阵发性室上性心动过速

（一）心电图特征（图3-6-1、图3-6-2）

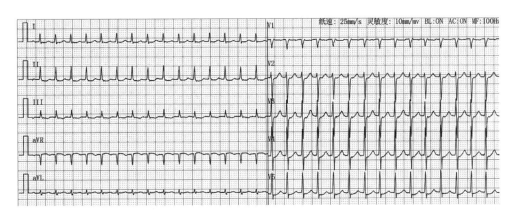

图3-6-1 慢—快型房室结折返性心动过速

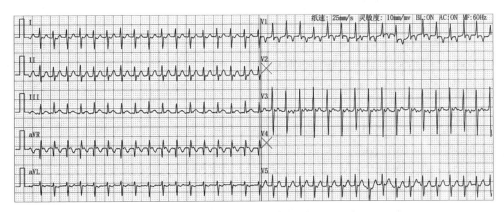

图3-6-2 顺传型房室折返性心动过速

注：患儿，男，8月，心率198次/分，V1导联可见R-P′间期＞70ms，提示顺传型房室折返性心动过速，推ATP后转为窦性心律（图3-6-3），提示心室预激。

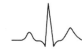

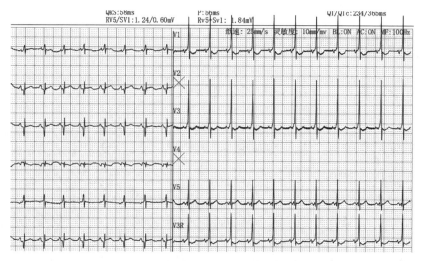

图 3-6-3　窦性心律、心室预激 A 型

（1）心率 160～320 次/分，年龄越小，心率越快，节律绝对匀齐（指同一帧心电图内 R－R 间期几乎无变异，隔一段时间后若未转复，R－R 间期仍无变化）。

（2）QRS 波形态多为正常，但亦可因室内差异传导等原因而有 QRS 波增宽畸形。

（3）突发突止，多可以因刺激迷走神经而突然终止。

约半数阵发性室上性心动过速病例中可以辨认 P′波，P′波可以在 QRS 波之前或之后，也可以与 QRS 波或 T 波重叠而不易辨认。

（二）电生理基础

阵发性室上性心动过速大都以折返机制作为其发作的电生理基础。其中最重要的有：

（1）房室结折返性心动过速，近年研究证明房室结可以在功能上存在两条（或多条）纵行分离的传导通道，其传导速率差别很大，分别被称为"快通道"和"慢通道"。这样两条通道及其两端的交界区组织组成了折返环路。根据兴奋顺向下传是通过快通道还是慢通道（相应地，逆向传导是通过慢通道还是快通道），房室结折返性心动过速又可进一步分为慢-快型（S－F 型）房室结折返性心动过速和快-慢型（F－S 型）房室结折返性心动过速。这种阵发性室上性心动过速是成人中最为多见的类型，儿童（尤其是婴儿）相对较少，S－F 型更为少见。

（2）房室折返性心动过速，又称为房室反复性心动过速，其折返环路由交界区和房室副束构成，是小儿最常见的阵发性室上性心动过速类型。若下传激动通过交界区下传而经副束返回心房，则称为顺传型房室折返性心动过速（图 3-6-2）；反之，若下传激动通过副束下传而经房室交界区返回心房，则称为逆传型房室折返性心动过速（图 3-6-4）。这类阵发性室上性心动过速心率常常极快。但是应注意虽然少见却十分重要的逆传型房室折返性心动过速，其 QRS 波增宽畸形，易与室性心动过速相混淆，而误诊的后果是严重的。预激综合征与房室折返性心动过速机制如图 3-6-5 所示。

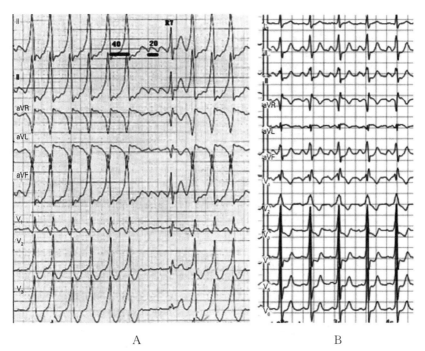

A   B

图 3-6-4　正常下传的预激和心房扑动、短阵逆传型房室折返性心动过速

A. 正常下传的预激；B. 心房扑动、短阵逆传型房室

折返性心动过速（其 QRS 波增宽畸形，易与室性心动过速相混淆）

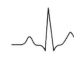
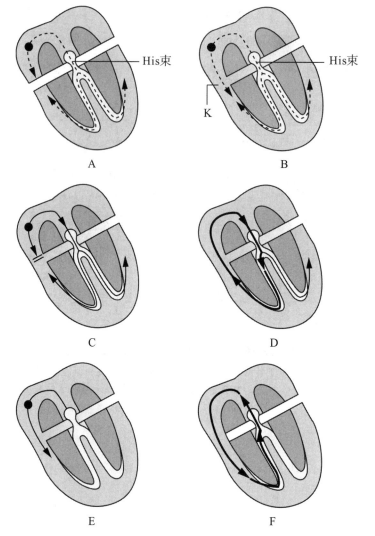

图3-6-5 预激综合征与房室折返性心动过速发生机制示意图

A. 无房室旁路存在时，房早仅能沿房室结和 His 束下传；B. Kent 束可以传导房早
引起部分心肌提前激动，但大部分心肌被正常途径下传的兴奋除极；C、D. 若下传激动
在 Kent 束受阻，正常下传的激动逆行到达 Kent 束时，后者和心房、交界区等已恢复应激性，
则可以逆传心房并下传心室、周而复始形成"顺传型 A-V 折返性"心动过速；E、F. 类似地，
若房早在交界区受阻，激动可以沿 Kent 束下传并经交界区逆传形成"逆传型 A-V 折返性"心动过速

　　除此以外，还有一些较少见的阵发性室上性心动过速电生理类型，具体的分型只能通过电生理检查加以确定，但是体表心电图（尤其是参照食管心电图）也有一些提示线索，根据这些线索可以对其发生机制进行粗略的估计，或者将可能的类型范围缩小到一两种，见表3-6-1（异位性房性心动过速亦列入，以做比较）。

表3-6-1 小儿各种常见室上性心动过速的体表心电图特征

	QRS波增宽	复律后Δ波	P波形态			P'波与QRS波关系				迷走刺激终止发作
			正常	异常↑	异常↓	在前	同时	在后	P'-R间期/R-P'间期	
S-F型房室结折返性心动过速	−	−			+	多+	+		>1*	+
F-S型房室结折返性心动过速	−	−			+	+			<1	+
顺传型房室折返性心动过速	−	+			+			+	>1	+
逆传型房室折返性心动过速	+	+			+	+			<1	+
窦房结折返性心动过速	−	−	+			+			<1	+
心房肌折返性心动过速	−	−		+	+	+			<1	−, 可出现房室传导阻滞
异位性房性心动过速**	−	−			+	+			≤1	−, 可出现房室传导阻滞

注: *, P波多与QRS波同时, 因而不能辨认。若P'波在QRS波之后, 则R-P'间期多<60ms。而其他类型P'波即使在R波之后, R-P'间期亦>110ms。窦房结折返性心动过速、心房肌折返性心动过速和异位性房性心动过速的P'-R间期应>0.08s。

**, 异位性房性心动过速常为慢性或持久性发作。

食管心电图在室上性心动过速的鉴别诊断方面有相当价值, 可以清楚地显示P波(P'波)及其与QRS波的关系(图3-6-6至图3-6-9)。除了有利于区分室上性心动过速类型, 对于QRS波增宽, 需要与室性心动过速鉴别时, 食管心电图常能揭示: 室性心动过速存在比心室率慢的窦性P波和房室分离现象; 反之, 若QRS波均与P'波相关, 呈1∶1房室传导或心房率>心室率, 则多为室上性心动过速伴室内差异传导(图3-6-8)。某些>200次/分的室上性心动过速(心房内折返和异位性房性心动过速)可伴有2∶1房室传导, 其P'波掩埋在T波中而显示不清, 易被误为窦性心律。利用食管心电图容易确诊这类室上性心动过速, 并排除房室结折返性心动过速和房室折返性心动过速。此外, 食管电极发出程序刺激终止或诱发阵发性室上性心动过速, 对做出诊断和分型均极有价值。

应当指出, 小儿各种类型室上性心动过速与成人期有相当大的差异, 其相对发病率据Garson等的统计: 顺传型房室折返性心动过速最多见, 约占42%; S-F型房室结折返性心动过速次之, 占24%; 异位性房性心动过速比成人多见, 占11%~20%; 逆传型房室折返性心动过速和F-S型房室结折返性心动过速都相当少见。

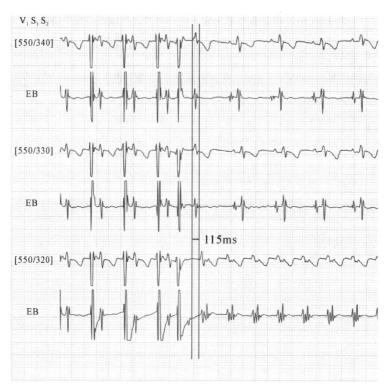

图 3-6-6　食管心电图和食管调搏对室上性心动过速的分型诊断价值（一）

　　注：食管调搏 S1S2 诱发了室上性心动过速。图中为基础周长为 550ms 的心房期前刺激检查，进行每次 10ms 负扫描。当 S1S2 偶联间期从 340ms 至 330ms 时，S2-R 时限无明显变化；当偶联间期为 320ms 时，S2-R 时限出现跳跃性延长（115ms）（延长量超过 60ms），提示快径路进入有效不应期，冲动从原来的快径路传导变为经慢径路下传，发生了快、慢径路之间的跳跃，随后诱发出窄 QRS 波心动过速，食管导联中 R-P′间期 68ms（小于 70ms）。电生理诊断：房室结折返性心动过速（慢-快型）。

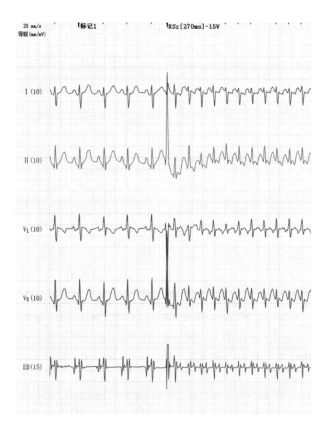

图 3-6-7 食管心电图和食管调搏对室上性心动过速的分型诊断价值（二）

注：食管调搏 R-S2 法诱发出频率为 258 次/分的窄 QRS 波心动过速，QRS 波后可见逆行 P' 波，R-P' 间期<P-R' 间期，P' 波在 I 导联倒置，在 V1 导联直立，食管导联 R-P' 间期<V1 导联 R-P' 间期，食管导联 R-P' 间期 102ms。

电生理诊断：①左侧隐匿性旁道；②诱发顺传型房室折返性心动过速。

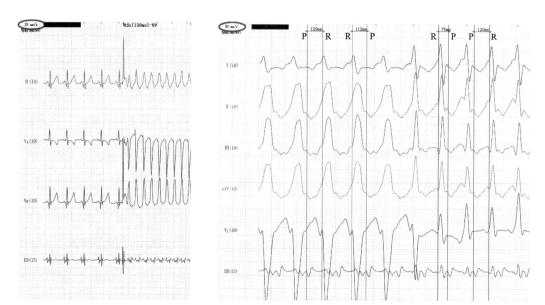

图 3-6-8 食管心电图和食管调搏对室上性心动过速的分型、诊断价值（三）

注：食管调搏 R-S2 法诱发宽 QRS 波心动过速（左图）。10 余秒后宽 QRS 波心动过速自动转为窄 QRS 波心动过速。经过放大图形，并将走纸速度放慢至 50mm/s（右图）后，于食管导联对心电图进行精确测量，发现宽 QRS 波心动过速，R-P 间期为 112ms，P-R 间期为 120ms；窄 QRS 波心动过速，R-P 间期为 76ms，P-R 间期为 120ms。也就是说，从宽 QRS 波心动过速到窄 QRS 波心动过速，R-P 间期缩短了 36ms（大于 35ms），P-R 间期则完全不变，符合 Coumel 定律。因此，宽、窄 QRS 波心动过速的电生理机制为顺传型房室折返性心动过速伴或不伴同侧功能性束支阻滞，旁路为左侧游离壁隐匿性旁路。

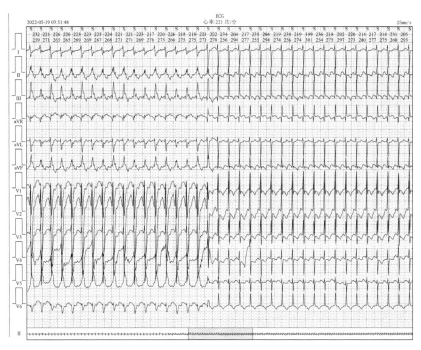

图 3-6-9 室上性心动过速伴室内差异传导

注：室上性心动过速时 QRS 波宽大畸形，呈左束支传导阻滞图形，P 波不能辨认。食管心电图中 P 波位于 QRS 波之后，房室传导比例为 1：1：1，R-P 间期=80ms，P-R 间期=80ms，R-P 间期=80ms。窦性心律时，心电图正常。

二、结性自律性心动过速

结性自律性心动过速以往被称为"非阵发性交界性心动过速"，或"加速性结性逸搏心律"，见于洋地黄中毒、风湿热、心脏手术后等，其心电图特征（图 3-6-10）：

（1）QRS 波形态与窦性相同或近似。

（2）频率与窦性心律接近（70~130 次/分），常和窦性心律相互竞争，交替控制心室。

（3）常发生干扰性房室脱节和心室夺获，偶见逆行 P 波。

（4）出现和消失都是逐渐发生的，无突发突止的特点。

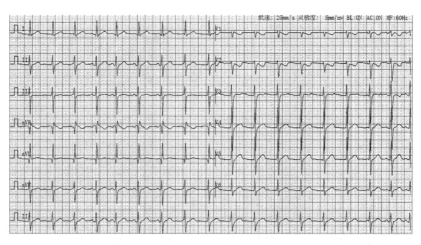

图 3-6-10　结性自律性心动过速

注：伴不完全性干扰性房室脱节，交界区节律 99 次/分，与窦性心律频率非常接近，可见窦性夺获。

三、慢性异位性房性心动过速

本病多见于儿童和青少年，可以进一步分为两类：反复型慢性异位性房性心动过速（图 3-6-11）和持续型慢性异位性房性心动过速（图 3-6-12）。

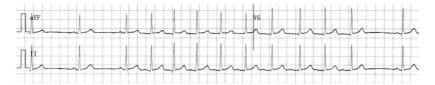

图 3-6-11　反复型慢性异位性房性心动过速

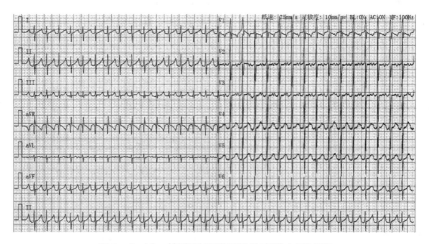

图 3-6-12　持续型慢性异位性房性心动过速

（一）反复型慢性异位性房性心动过速

短阵房性心动过速反复发作，持续数秒至数分钟，异位房性 P 波易辨认，其形态不变而频率随不同的生理状况而多变化，日夜差异可达 105 次/分，但其频率低于典型阵发性室上性心动过速（阵发性室上性心动过速频率常在 160 次/分以上）。QRS 波形态多属正常，可有二度房室传导阻滞，但后者并不影响心动过速的存在。

（二）持续型慢性异位性房性心动过速

持续型慢性异位性房性心动过速指 90% 以上时间心脏被房性心动过速控制，其余同反复型慢性异位性房性心动过速。

以上两类共同特点：持续存在数月至数年，除少数导致心力衰竭外，预后良好，可能自行消失。对各种抗心律失常药物反应欠佳，使用洋地黄（或加用 β 受体阻滞剂）可减慢心房率或造成房室传导阻滞，减慢心室率，达到改善心功能的目的。

四、紊乱性房性心动过速

本病为儿童期颇为常见的一种心律失常，尤其多见于小婴儿，又名多源性房性心动过速。其病因不一，可见于肺炎、心肌炎、先天性心脏病等。其心电图特征（图 3-6-13）：

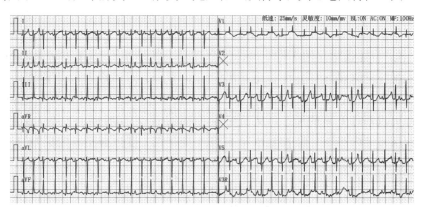

图 3-6-13　紊乱性房性心动过速

注：患儿，男，生后 12 天，临床诊断为新生儿肺炎。心电图示紊乱性房性心动过速。注意 P 波形态多样，P-P 间期和 P-R 间期完全不整齐。

（1）心房率 180～300 次/分。

（2）同一导联中至少有 3 种形态的 P 波，但 P 波与 P 波之间有等电线。

（3）P-R 间期、P-P 间期、R-R 间期长短不等。

（4）QRS 波形态多数正常，可以有室内差异传导。

（5）伴有程度不等的房室传导阻滞，包括 P 波未下传造成心搏脱漏。

这种心律失常对各种抗心律失常药物的反应一般很差。对不是由洋地黄中毒引起的紊乱性房性心动过速，可以用地高辛加普萘洛尔（心得安），以减慢心率，改善症状。

第七节　心房扑动和心房颤动

心房扑动和心房颤动都是频率极快的室上性心律失常。一般认为心房扑动是激动沿心房内环形运动（即环绕心腔周径的大折返，例如窦房结区—右心房前壁—Koch 三角区—房间隔—右心房上壁形成的环形回路）传导形成的，而心房颤动则是由心房内环形运动散发出多发性杂乱的"微折返"形成的。显然心房尺寸较大，对这类折返性激动的形成有利，因而在幼儿相对少见。以心房颤动为例，如果没有伴发疾病导致传导缓慢和不应期延长，正常心脏直到 10 岁以后才大到可以维持心房颤动的存在。

一、心房扑动

（1）心电图特征：P 波消失，代之以频率 280～480 次/分（成人可低至 240 次/分以下，小儿多>300 次/分）的匀齐、大小相同的锯齿形波形（F 波），其间无等电线，即为心房扑动。

应注意 F 波并非在所有导联上都清楚可见，通常在 V1 导联最为清楚（也有在 Ⅱ 导联、Ⅲ 导联、aVF 导联最为明显的），有困难时可记录 S5 导联或食管导联心电图。

（2）心房扑动激动下传多呈规律的 2∶1～4∶1，换言之每 2～4 个 F 波中有 1 个下传，产生正常形态的 QRS 波，但亦可因室内差异传导或束支阻滞而有所增宽、畸形。房室传导比以 2∶1 最多（图 3-7-1），1∶1 下传甚为少见。1∶1 下传（甚至 2∶1 下传）者的心房扑动需要与室上性心动过速仔细鉴别。QRS 波因室内差异传导而有所增宽时，甚至要和室性心动过速相鉴别。此时按压颈动脉窦或洋地黄化增大交界区的阻滞程度，通常可以暴露 F 波的形态，从而获得正确诊断。心房扑动心室律多数极为规则，但亦有因为房室结内产生"隐匿传导"，或其本身存在二度阻滞而导致额外的传导脱落，R-R 间期不规则的现象，例如 2∶1 与 3∶1（图 3-7-2）或 4∶1 下传并存。

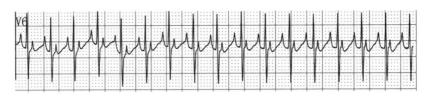

图 3-7-1　心房扑动（2∶1 下传）

注：患儿，女，2 岁，临床诊断为病毒性心肌炎。心房扑动的 F 波清晰可见，房室传导比为 2∶1。

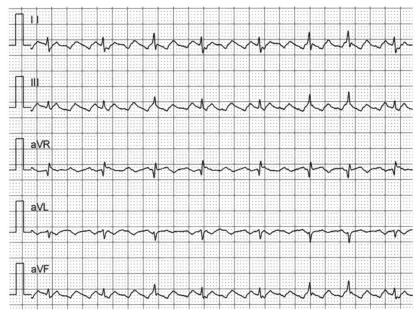

图 3-7-2　心房扑动（2：1~3：1下传）

（3）根据 F 波形态和治疗反应，Wells 提出将心房扑动分为两型：

①普通型：F 波呈规则的锯齿形，频率<340 次/分（成人），F 波在 Ⅱ 导联、Ⅲ 导联、aVF 导联呈负向波，容易被程序心房刺激和超速心房起搏终止。

②非普通型：F 波可以不如普通型规整，甚至呈"不纯性心房扑动"，频率>340 次/分，F 波在Ⅱ导联、Ⅲ导联、aVF 导联呈正向波，对程序心房刺激和超速心房起搏反应差。

二、心房颤动

（1）心电图特征（图 3-7-3）：

P 波消失，代之以频率 350（多>400）次/分以上的节律不匀齐、大小不等的波浪形小波（f 波），则为心房颤动，又称心房纤维颤动。

心房颤动根据 f 波的振幅高低可分为粗波型（波幅>0.1mV）和细波型，后者有时要与伪波干扰（例如电极与人体接触不紧密）相区别，必要时记录 S5 导联或食管导联心电图确定 f 波。大部分 f 波并不能下传，房室传导比为 2：1 以上，心室节律完全不规则。QRS 波形态正常但亦可以增宽，后者多因常常伴有室内差异传导，偶亦因为合并预激综合征或合并室早。

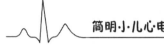

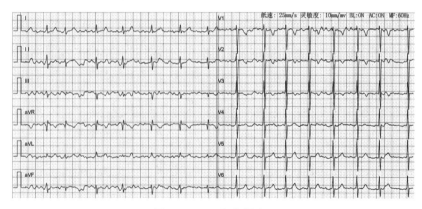

图 3-7-3　心房颤动

注：患儿，女，15 岁，临床诊断为风湿性心脏病。

（2）心房颤动的心电图诊断与临床结合，应注意以下问题：

①心房颤动的心室率绝对不规则，若 R-R 间期完全整齐（甚至基本整齐），反而应考虑合并有房室脱节或阻滞。

②心房颤动时心室反应（心室率）多在 60～200 次/分。>100 次/分称为心室快反应，>200 次/分称为极速型心房颤动，这样的心房颤动多见于合并预激综合征的病例。若心室慢反应持续存在，要注意有无洋地黄中毒或合并起搏传导系统功能障碍，如病态窦房结综合征和完全性房室传导阻滞，后者特征性地表现为心室节律慢而整齐（图 3-7-4）。

③心房颤动出现频繁宽大畸形 QRS 波时，要确定究竟是有室内差异传导的下传激动，还是室早（或短阵室性心动过速）常常较困难，但是正确的判断对确定有无洋地黄中毒有很大的临床意义，因为室早的出现多提示洋地黄中毒，而差异传导频繁出现往往提示洋地黄用量不足。一般来说，室内差异传导多发生在比较长的 R-R 间期之后，大多数差异传导的 QRS 波呈右束支阻滞图形，心室率较快；而室早多有固定的配对时间，室早之后多有比较长的"代偿间期"，心室率较慢，可资参考（图 3-7-5）。

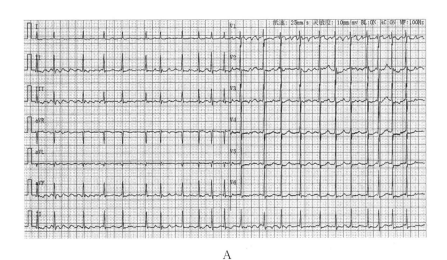

A

B

图 3-7-4 不同心室反应的心房颤动

A. 心室快反应的心房颤动，心室率平均为 136 次/分；B. 心室慢

反应的心房颤动（患儿 6 月龄，心室率仅 60~70 次/分，诊断为重症肺动脉高压）

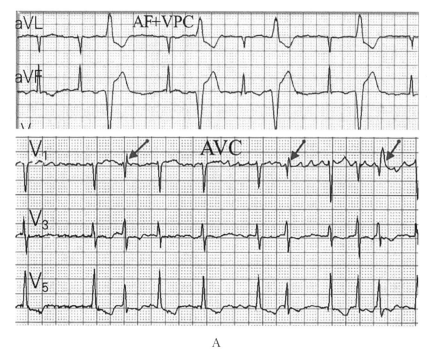

A

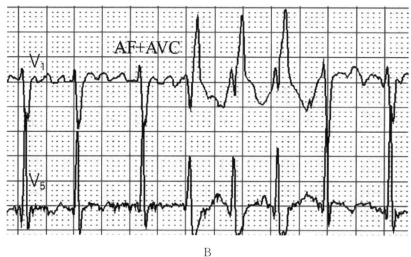

B

图 3-7-5 心房颤动合并室早和下传激动的室内差异传导的鉴别

A. QRS 波不呈右束支阻滞图形，其配对时间固定，其后有较长的代偿间期，
因而判断为室早；B. 同一病例，增宽的 QRS 波呈右束支阻滞图形且宽度不一，
故判断为下传激动的室内差异传导，常成串出现，形成连续宽 QRS′ 波的蝉联现象

④遇到节律不整齐的宽 QRS 波的心动过速，应想到心房颤动合并预激综合征的可能。此时不可轻率地使用洋地黄，因为洋地黄有促进房室旁道的传导，使 f 波得以更频繁地下传，有导致心室颤动的危险。

儿童心房扑动和心房颤动与成人有若干不同之处。总的来说，二者发生率均较成人为低，但是与成人不同的是，儿童心房扑动较心房颤动相对多见（成人心房颤动为心房扑动的 10～20 倍，小儿为 0.7 倍），新生儿期尤为多见（占该年龄段所有心动过速的 9％～14％）；成人病因不确定的特发性心房颤动多见，而小儿有所谓特发性心房扑动，发病常在新生儿期；由于心肌炎是常见病因，而且心室率常较快（婴幼儿心房扑动 1：1 下传者不少见），因而儿童心房颤动和心房扑动并发心力衰竭比较多见。

　　心房扑动和心房颤动可以存在于同一例患者，并相互转化。洋地黄倾向于使心房扑动转化为心房颤动（然后常常可以再转复为窦性心律），奎尼丁类药物作用则相反。有时存在介于心房颤动和心房扑动的类型，例如 F 波不完全规整，或其频率过快（>500 次/分），称为"不纯性心房扑动"（图 3-7-6）。

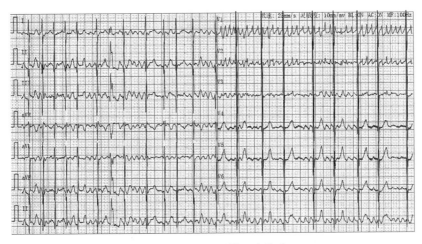

图 3-7-6　不纯性心房扑动

第八节　室性心动过速

一、室性心动过速的心电图特征

　　（1）室早连续出现 3 次以上，即可称为室性心动过速。一般而言，室性心动过速的心电图有以下的特征（图 3-8-1 至图 3-8-3）：

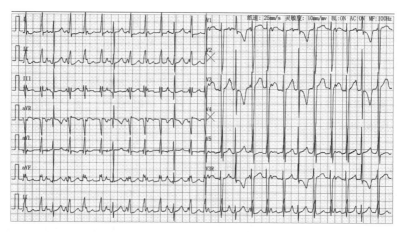

图 3-8-1　阵发性室性心动过速（一）

注：患儿，男，5岁，临床诊断为病毒性心肌炎。一系列 QRS 波宽大畸形的快速心搏，节律略有不齐，其间可以见到无传导关系的窦性 P 波（符合房室分离）。

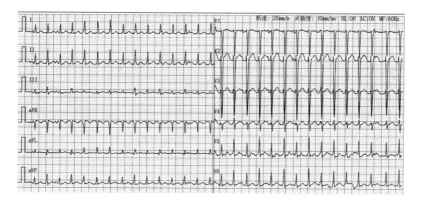

图 3-8-2　阵发性室性心动过速（二）

注：患儿，9岁，暴发性心肌炎，较窄的室性心动过速，心室率 172 次/分，可见房室分离，这是诊断室性心动过速的证据。

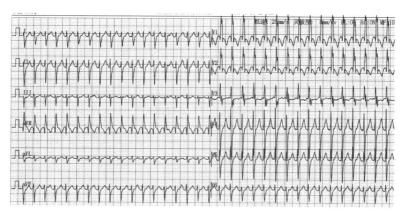

图 3-8-3　特发性室性心动过速

注：患儿，女，9月。心律失常，短阵室性心动过速反复频繁发生。

①3 个或 3 个以上连续的增快的心搏，其 QRS 波增宽，T 波方向与主波相反。

②如能发现 P 波，则 P 波的频率比 QRS 波频率慢，P 波与 QRS 波之间无固定关系。

③如能发现 P 波传入心室，则心室可以由下传激动夺获，或形成室性融合波。

从以上描述可以看出，室性心动过速的诊断要点实际上就是增快的异常 QRS 波加上房室脱节的证据。应当指出，室性心动过速时，房室脱节的心电图特征在一两个导联上可能并不明显，应用多导联同步描记或分别记录 12 导联心电图，以便证实诊断。

（2）心室夺获和室性融合波是房室脱节的有力的间接证据，其心电图特征：

①心室夺获（图 3-8-1）：在一连串室性 QRS 波中，有一次或数次窦性 P 波偶然通过交界区下传到达心室，暂时地控制心室的电活动，并使室速的节律重整。

②室性融合波：下传的室上性激动与来自心室异位起搏点的激动几乎同时引起心室除极，各自控制一部分心室肌，产生的 QRS 波形态介于窦性 QRS 波和单纯的室性 QRS 波。室性融合波的 QRS 波时限应＜窦性 QRS 波时限+0.06s，其 P-R 间期应≤窦性 P-QRS 的 P-R 间期，二者之差也不超过 0.06s。这是因为任何部位的心室异位激动最多只需 0.06s 便可到达房室束分叉部。

二、室性心动过速的鉴别诊断

室性心动过速的心电图诊断具有特殊的临床意义，因为这样的诊断常常提醒临床医师注意这是一种引起严重低心排出量和危及生命的心律失常，从而给予强有力的甚至是紧急的治疗措施。一旦做出室性心动过速的诊断，就应当进一步做好两件事：鉴别诊断和心电图分类。

室性心动过速的鉴别诊断实际上主要是与各种宽 QRS 波的室上性心动过速相区别。具体来说有以下几种，其中以第 1 种情况最为常见：

（1）室上性心动过速伴室内差异传导：当室上性心动过速心动周期短于某一束支的不应期时即可出现。QRS 波形态以右束支阻滞最为常见，但亦可能为左束支阻滞，甚至不符合束支阻滞图形。

（2）室上性心动过速伴束支阻滞：只需比较心动过速的 QRS 波形态和窦性心律的 QRS 波形态，二者应相同。

（3）在预激综合征的基础上发生的逆传型房室折返性室上性心动过速 QRS 波增宽非常明显，而且其 QRS 波形态实际上是窦性心律时 QRS 波的一种"夸张"，后者的 Δ 偏转显著扩大延长。

（4）心房颤动伴预激综合征：与多形性室性心动过速不同的是，虽然二者心律均绝对不齐，前者 QRS 波电轴始终是恒定的，而且在宽 QRS 波中不时夹杂正常形态的 QRS 波。窦性心律恢复后呈现预激综合征心电图特征。

如果能得到心动过速发作前后窦性心律的心电图进行比较，对判断心动过速的性质将很有帮助。窦性心律时有房性或交界性早搏，支持室上性心动过速的诊断；而室性心动过速的 QRS 波则与窦性心律时室早的 QRS 波基本相似。除此之外，室性心动过速节

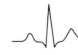

律常常不是绝对匀齐，阵发性室上性心动过速则具有节律绝对匀齐、突发突止、容易被刺激迷走神经的方法终止发作等特点，也有助于鉴别诊断。应当指出，尽管有以上鉴别诊断要点，很多时候仍然难以有把握地判断宽 QRS 波心动过速的性质。鉴于将室性心动过速误诊为室上性心动过速可能造成极为严重的后果，而且室上性心动过速伴差异传导在儿童中发生率较成人低得多（仅占 2%），儿科医师在无把握区分二者时应先按室性心动过速处理。

三、室性心动过速的分类

一般将室性心动过速按电生理机制分为阵发性室性心动过速和室性自律性心动过速。阵发性室性心动过速又包含"触发激动"和"折返"两种机制，具有发作性，又称"早搏性室性心动过速"，频率较快，达 120~270 次/分，甚至更高，容易转化为心室颤动（图 3-8-4）。室性自律性心动过速又称"非阵发性室性心动过速"或"加速性室性逸搏心律"，其频率高于心室自身节律，但又比阵发性室性心动过速慢，多不超过 120 次/分，其发作起始的数个心搏频率逐渐加快（Warm-up 现象），不能被超速起搏抑制（图 3-8-5）。

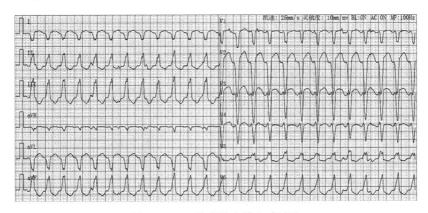

图 3-8-4　阵发性室性心动过速

注：患儿，男，14 岁，心肌炎。

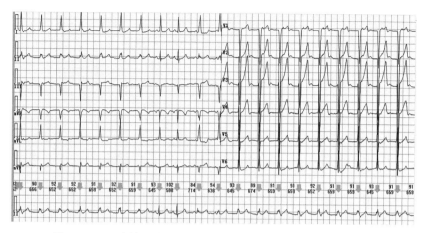

图 3−8−5 窦性心律、室性自律性心动过速、干扰性房室脱节

注：患儿，男，9 岁，临床诊断为病毒性心肌炎。R 波增宽为室性 QRS 波，与 P 波无传导关系，形成房室脱节。因为 P 波频率高于 R 波，故称为室性自律性心动过速。

必须指出，虽然理解可能的电生理机制对分析室性心动过速的病因、确定需要做的检查和选用正确的治疗都十分重要，但是凭体表心电图实际上并非都能做出这样的分类。上述两类室性心动过速的心电图特征只能说是相对的。

结合某些临床特征，还可以区分出一些儿科临床上很有意义的室性心动过速类型（其中某些分类互有重叠）：

（1）多源性室性心动过速：心动过速起源于 2 个以上的异位起搏点，相应地有 2 种以上形态的 QRS 波配对时间，并且 R−R 间期均不固定，又称为"紊乱性室性心律"，很容易发展为心室扑动、心室颤动。尖端扭转型室性心动过速就是一种比较常见的多源性室性心动过速。

双向性心动过速的特征是两种 QRS 波形态不同，主波的方向相反，二者交替发生。其 R−R 间期恒定，足以与"室早二联律"相鉴别，过去被认为是一种少见的室性心动过速，近年也有人认为多数是室上性的。这种心动过速典型见于洋地黄中毒和严重心肌病。图 3−8−6 所示的病例伴发多源性室早，且迅速发生心室颤动、室性心动过速，高度提示该例的双向心动过速确系室性。

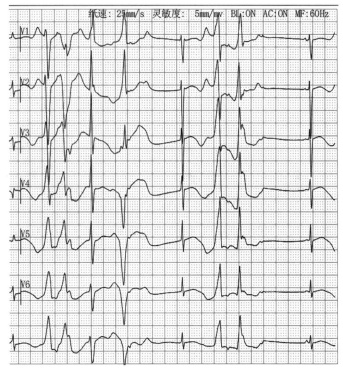

纸速: 25mm/s 灵敏度: 5mm/mv BL:ON AC:ON MF:60Hz

图 3-8-6 双向性室性心动过速

注: 患儿, 男, 9 岁, 临床诊断为扩张性心肌病。因心悸、乏力 1 年入院, 住院期间出现频发室早、多源性室早、双向性室性心动过速, QRS 波明显增宽, QRS 波方向的交替在心前区导联最清楚。

(2) 无休止性室性心动过速: 心动过速发作占总心率 10% 以上, 多见于婴儿和儿童, 分成持续性无休止性室性心动过速和反复性无休止性室性心动过速两类。前者是指在较长的时间内心动过速持续存在而不间断; 后者是心动过速发作持续的时间或长或短, 与窦性心律交替。

病因复杂, 但"特发性室性心动过速"是儿童无休止性室性心动过速的重要原因 (图 3-8-3), 婴幼儿无休止性室性心动过速较多见于心肌错构瘤 (又称心肌 Purkinje 纤维瘤), 也可见于横纹肌肉瘤。无休止性室性心动过速对大部分抗心律失常药物抵抗, 有诱发心力衰竭、心动过速性心肌病的可能。儿童特发性室性心动过速预后相对较好 (长期随访死亡率仅 5.6%), 选择用药物将心室率控制在可代偿范围 (儿童<130 次/分, 新生儿<150 次/分), 随访其变化, 胜于勉强转复, 部分患儿甚至有自行恢复的可能。但目前也有学者认为射频消融介入治疗可能是根治无休止性室性心动过速的首选方法; 而对于射频消融介入治疗不成功的病例, 可能需要外科手术病理活检明确诊断并治疗。

(3) 致心律失常性右心室发育不良合并室性心动过速: 这种室性心动过速呈左束支阻滞形态, 伴有右心室扩张和右心室功能不良; 室性心动过速常由运动诱发, 较难控制, 常有家族史。临床典型的病例儿童期罕见, 心脏磁共振可能有助于早期发现儿童期细微的右心室异常。

（4）束支分支型室性心动过速：这是一种并不多见但极易误诊为室上性心动过速的心律失常（图3-8-7）。异位起搏点位于His束分叉以下的左前分支或左后分支内，偶亦位于右束支近端。

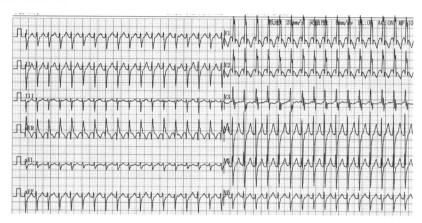

图3-8-7　分支型室性心动过速

注：患儿，女，9月，体检发现心律失常，心电图示左前分支阻滞＋右束支阻滞图形，来源于左后分支的分支型室性心动过速。

临床和心电图特点：

①多无严重症状，且多无器质性心脏病变，属特发性室性心动过速的范畴。

②室性心动过速的QRS波时限≤0.12s，多数呈右束支阻滞伴电轴左偏（或右偏），偶亦可呈左束支阻滞伴电轴左偏。窦性心律时QRS波正常，但可能有与室性心动过速形态相似的室早。

③有房室脱节现象，His束电图显示A波与V波分离，V波前有H波，H-V间期较窦性心律时显著缩短。

④利多卡因等多种抗心律失常药物疗效差，甚至食管调搏、心室程序控制刺激均不能终止发作，但常常对维拉帕米（异搏定）反应良好。

（5）尖端扭转型室性心动过速和长QT综合征。尖端扭转型室性心动过速是一种形态特殊、预后严重的多形性室性心动过速，其引起的血流动力学紊乱介于单源性室性心动过速和心室颤动，多导致阿-斯氏综合征发作且容易转为心室颤动致死。心电图特征：一系列宽大畸形的QRS-T波，频率160～280次/分，振幅不断改变，主波每隔3～10个心搏向相反方向倒转，犹如围绕等电线扭转一般（图3-8-8、图3-8-9）。此种室性心动过速产生的机制是心室肌弥漫性的复极不一致，病因包括：先天性长QT综合征（cLQTS）、延长Q-Tc间期的药物（如Ⅰ类和Ⅲ类抗心律失常药物、抗组胺药物、大环内酯类抗生素、精神药物、胃和膀胱平滑肌动力药物及利尿剂等）、代谢异常（如电解质紊乱、甲状腺功能减退症等）、缓慢型心律失常（如窦房结功能障碍、二度或三度房室传导阻滞等）、心肌病等。儿童以先天性长QT综合征最为常见。

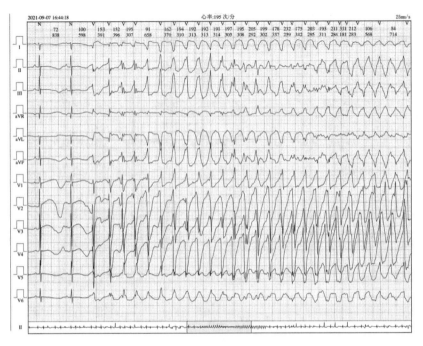

图 3-8-8　尖端扭转型室性心动过速

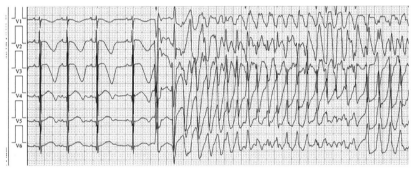

图 3-8-9　尖端扭转型室性心动过速、长 QT 综合征

注：患儿，男，6岁，因突发晕厥就诊，反复发作心动过速，有晕厥史，心电图示 Q-T 间期 0.50s，诊断为长 QT 综合征，U 波特别高大，这也是显著的心室肌复极过程紊乱的反映。可见室早，尖端扭转型室性心动过速。

先天性长 QT 综合征半数以上起病于儿童期，多数有家族遗传史，早期诊断、正确治疗效果良好。一般认为 Q-Tc 间期超过 440ms 有诊断价值。但从提出的修正诊断标准来看（表 3-8-1），不同程度的 Q-Tc 间期延长、各种伴随心电图改变，甚至不同性别都有程度不等的诊断价值。也可以看出，少见情况下 Q-Tc 间期正常，但具有其他典型特征，如尖端扭转型室性心动过速加上应激状态诱发晕厥，亦可考虑诊断为"先天性长 QT 综合征"。

表 3-8-1 长 QT 综合征的修正诊断标准（Schwartz，2011）

计分标准	指标	分值（分）
心电图改变计分标准	a. Q-Tc 间期≥480ms	3
	Q-Tc 间期 460~479ms	2
	男性 Q-Tc 间期 450~459ms	1
	b. 运动负荷试验后恢复的第 4 分钟 Q-Tc 间期≥480ms	1
	c. 尖端扭转型室性心动过速	2
	d. T 波电交替现象	1
	e. 3 个以上导联 T 波出现切迹	1
	f. 心率较相应年龄组缓慢	0.5
临床病史计分标准	a. 晕厥发作出现在应激状态	2
	晕厥发作出现在非应激状态	1
	b. 先天性耳聋	0.5
	家族史	
	a. 家族成员有肯定的长 QT 综合征	1
	b. 直系亲属中有 30 岁以前猝死历史	0.5

注：（1）Q-Tc 间期时长用 Bazett 公式计算。对于 Q-Tc 间期延长，应无已知能影响心电图改变的药物作用。（2）积分≥3.5 分，高度可能为长 QT 综合征；积分 1.5~3 分，中度可能为长 QT 综合征；积分≤1 分，长 QT 综合征概率低。

还应指出，尖端扭转型室性心动过速中继发于先天性长 QT 综合征者，室性心动过速发作多与交感神经兴奋有关，发作前有窦性心动过速，β 受体阻滞剂可预防发作；继发于低钾、药物等后天因素者，室性心动过速常在一个长周期或长间歇之后发作，"慢频率依赖性"或"间歇依赖性"者，用临时超速起搏或异丙基肾上腺素治疗有效。

第九节 心室扑动和心室颤动

心室扑动为匀齐连续的快速波动，频率在 200 次/分左右，不能分辨 QRS 波和 T 波，亦无等电线可见（图 3-9-1），一般持续时间甚短，很快就转化为心室颤动，因此有时可见到心室扑动与心室颤动之间的过渡形式，称为不纯性心室扑动。

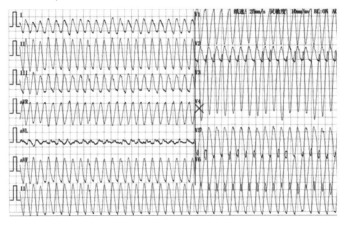

图 3-9-1　心室扑动

心室颤动的 QRS 波和 T 波完全消失，呈不规则、大小形态各异的颤动波，频率 250~500 次/分，颤动波的振幅≥0.5mV 者，称为粗波形心室颤动；<0.5mV 者，称为细波形心室颤动（图 3-9-2），后者电击除颤效果不佳，应首先注射肾上腺素将其转化为粗波形，然后再除颤。心室颤动未能转复者，颤动波逐渐变慢变小直至成为一根直线。

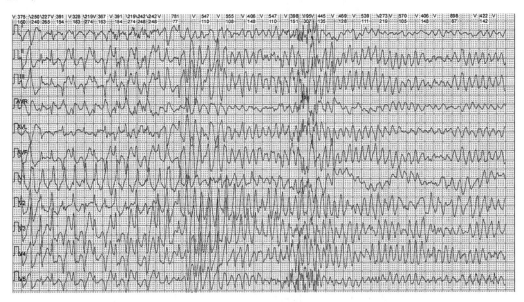

图 3-9-2　心室颤动

心室扑动和心室颤动都可造成实际上的心脏停搏，导致阿－斯氏综合征，若不予救治，则会迅速致死。

（乔莉娜）

第四章　常见先天性心脏病的心电图表现

先天性心脏病种类繁多，但是其基本的心血管结构异常有：①心血管腔室之间的交通异常，引起左向右分流或右向左分流；②局部狭窄引起血流阻碍；③心血管节段错误连接。心房、心室负荷过重引起的相应心房肥大、心室肥厚心电图，通常反映这些结构异常造成的血流动力学后果。当心室肥厚心电图符合左右心室"压力负荷过重"或"容量负荷过重"的特征时，心电图可以提供支持或反对某种先天性心脏病特殊的血流动力学改变诊断线索。心房、心室位置的异常或发育不良，以及与先天畸形同时存在的各种传导障碍，使先天性心脏病的心电图表现多种多样，有时其心电图特点还具备十分重要的诊断价值。

第一节　室间隔缺损

室间隔缺损为小儿期最常见的先天性心脏病，其发病率约占先天性心脏病总数的20%～30%，可单独存在或与其他畸形并存。正常左心室收缩压明显高于右心室，因而血流通过室间隔缺损自左向右分流，造成肺循环血流量增加，乃至肺动脉压力阻力升高，双侧心室负荷过重。

心电图特点：

（1）小型室间隔缺损，左向右分流量少，血流动力学异常不显著，心电图可正常，或仅有Ⅱ导联、V5导联T波高耸，或左心室高电压等轻度改变（图4-1-1）。

（2）中等大小的室间隔缺损，左向右分流量加大，病程早期左心系统受累，心电图改变为左心房异常和左心室肥厚（如左心前区导联高R波、深Q波、T波高耸，图4-1-1）。中晚期出现双心室肥厚和双心房异常（V3导联出现高R波和深S波，图4-1-2）。

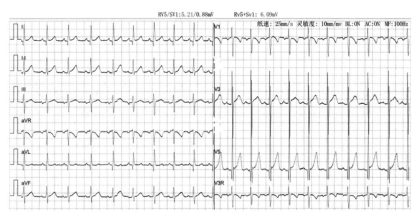

图 4-1-1　室间隔缺损左心室高电压（V5 导联深 Q 波表现）

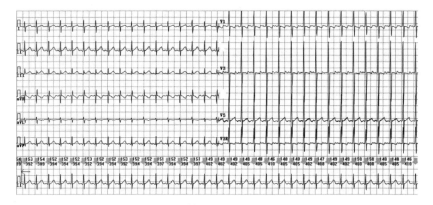

图 4-1-2　室间隔缺损中晚期双心室肥厚（V5 导联 S 波增深且 V3 导联高 R 波深 S 波）

（3）大型室间隔缺损，肺动脉压力中度至重度升高，心电图表现为双心室肥厚；当肺动脉压力、阻力重度升高时，右心室压力升高，左向右分流量减少，左心室肥厚图形消失，可表现为单纯重度右心室肥厚图形（V1 导联 R 波很高，呈 qR 型或 Rs 型，V5导联 S 波增深，常无 Q 波，图 4-1-3）。

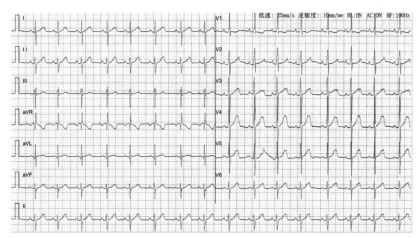

图 4-1-3　大型室间隔缺损（V1 导联 Rs 型、V5 导联 S 波增深）

（4）部分室间隔缺损可单纯表现为电轴左偏，可合并一度房室传导阻滞、束支阻滞、房性心律失常和室性心律失常（图4-1-4、图4-1-5）。

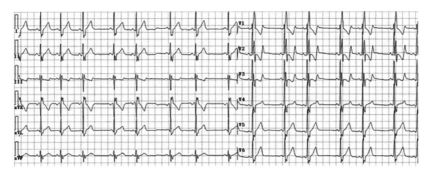

图4-1-4 电轴左偏合并右束支阻滞

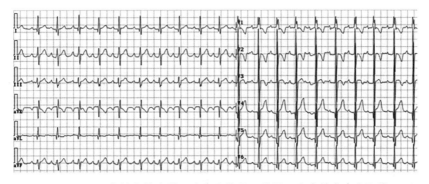

图4-1-5 电轴左偏合并一度房室传导阻滞及不完全性右束支阻滞

从以上心电图表现可看出，心电图检查有助于临床判断室间隔缺损的大小、血流动力学状态以及估计肺循环压力、阻力，因而，有助于临床评估病情，选择手术时机。

第二节 房间隔缺损

房间隔缺损主要是心房层面的左向右分流，右心房和右心室容量负荷增加，长期可引起肺动脉高压，后续使右心压力负荷增加，多见于女性，男女发病比例为1：3。

一、继发孔型房间隔缺损

继发孔型房间隔缺损为常见的先天性心脏病，其发病率各家报道不一，占先天性心脏病的7.0%~24.6%。继发孔型房间隔缺损位于房间隔中上部，有中央型缺损（卵圆窝型缺损）、下腔型缺损、上腔型缺损（静脉窦型缺损）和混合型缺损四种类型。心电图特点：

（1）缺损较小的患者，心电图可正常。

（2）缺损较大时，右心房负荷过重，右心房异常。

103

（3）Ⅱ导联、Ⅲ导联和 aVF 导联 QRS 波出现切迹，称为房间隔缺损钩型征（图 4-2-1），本质是碎裂 QRS 波，但这种心电图改变非房间隔缺损所特有。

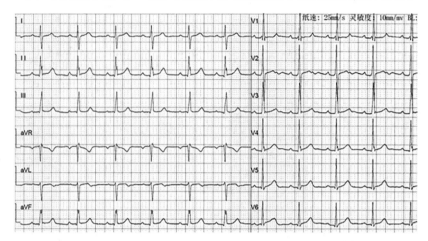

图 4-2-1　房间隔缺损钩型征（V1 导联碎裂 QRS 波 rsR′s′形态）

（4）V1 导联碎裂 QRS 波，呈 rsr′s′、rsR′s′形态，既往称不完全性右束支阻滞，电生理研究证实并无真正的传导延迟而是右心室扩张后引起的右心室肌延迟激动（典型的不完全性右束支阻滞和完全性右束支阻滞呈 rsr′和 rsR′三相波）。

（5）晚期出现右心室肥厚伴电轴右偏（图 4-2-2）。

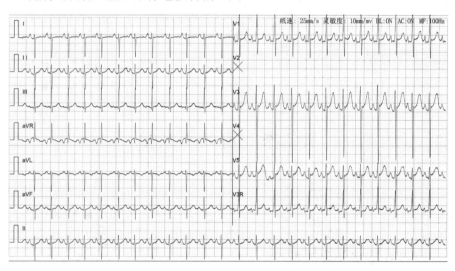

图 4-2-2　房间隔缺损（右心房增大，右心室肥厚，电轴右偏）

二、原发孔型房间隔缺损

原发孔型房间隔缺损又称部分型心内膜垫缺损，缺损位于房间隔下部和二尖瓣、三尖瓣环处，由于房室交界区发育异常，常有二尖瓣、三尖瓣和传导束发育异常等，容易导致心力衰竭（图 4-2-3）。

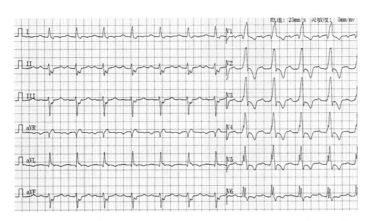

图4-2-3 原发孔型房间隔缺损（电轴左偏、一度房室传导阻滞、
完全性右束支阻滞、左前分支阻滞、双心室肥厚）

心电图特点：

（1）可合并一度房室传导阻滞和束支阻滞。

（2）可出现左心室肥厚（二尖瓣关闭不全时）。

（3）可因右心室肥厚电轴右偏，或左心室肥厚、左前分支阻滞时电轴左偏。

（4）当进展至右向左分流时可出现右心室肥厚和右心房异常。

第三节 动脉导管未闭

动脉导管未闭也是小儿期常见的先天性心脏病，发病率占先天性心脏病总数的
10%~20%。动脉导管的粗细和形态也有较大差异，可单独存在或与其他畸形并存。本
节主要介绍单纯动脉导管未闭的心电图改变。动脉导管未闭是主动脉向肺动脉的分流，
肺循环和左心室容量超负荷，容易出现肺动脉高压。心电图特点：

（1）分流量较小，心电图可无明显改变。

（2）分流量较大时电轴左偏、左心室高电压或左心室肥厚（图4-3-1）。

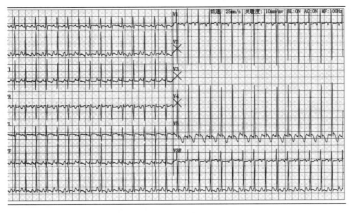

图4-3-1 左心室肥厚伴广泛T波改变

（3）肺动脉高压明显时为双心室肥厚。

（4）晚期心电图改变可以为右心室肥厚伴 ST-T 改变。

第四节　肺动脉狭窄

肺动脉狭窄包括肺动脉瓣狭窄、瓣下狭窄和瓣上狭窄。肺动脉狭窄自身没有分流，但当右心后负荷增加，右心房压力大于左心房压力时，卵圆孔开放导致右向左分流，导致全身发绀。心电图表现：

（1）轻度狭窄时，心电图可正常或 V1 导联呈 rsr′、rsR′等形态，R/S<1。

（2）电轴右偏。

（3）右心室肥厚：V1 导联呈 Rs 型、R 型、qR 型，R/S>1；严重狭窄时，V1 导联至 V6 导联均以 R 波为主，为极度右心室肥厚，占据整个胸前区（图 4-4-1）。

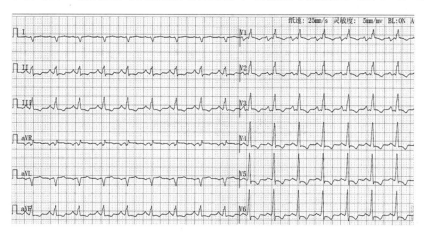

图 4-4-1　严重肺动脉狭窄（V1 导联至 V6 导联均以 R 波为主，为极度右心室肥厚，占据整个胸前区，伴广泛 ST 段压低，T 波倒置）

（4）ST-T 改变：严重右心室肥厚时可广泛存在 T 波倒置或 ST 段压低，T 波双向或倒置。

第五节　法洛四联症

法洛四联症指室间隔缺损、主动脉骑跨、肺动脉狭窄和右心室肥厚四种畸形，是发绀型先天性心脏病，其中室间隔缺损和肺动脉狭窄最重要（图 4-5-1）。

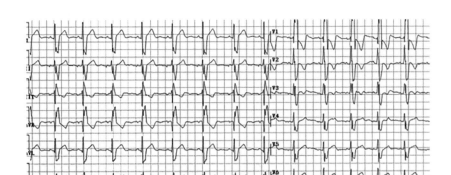

图 4-5-1　法洛四联症（完全性右束支阻滞、右心室肥厚）

心电图特点：

（1）电轴右偏。

（2）右心房异常。

（3）右心室肥厚。

（4）部分合并房室传导阻滞、完全性右束支阻滞和室内阻滞等。

第六节　右位心

右位心是指心脏的大部或全部位于胸腔的右侧，是心脏在胸腔的位置移至右侧的总称。心脏无其他先天性畸形的单纯右位心不引起明显的病理生理变化，也不引起症状，和常人一样可能也患后天性心脏病。但右位心常和较严重的先天性心血管畸形同时存在。右位心一般可分为三种类型，包括镜像右位心、右旋心和右移心。

一、右位心解剖特点

（一）镜像右位心

镜像右位心是由先天因素所致，由于心脏在胚胎发育过程中发生转位，心脏的主体位于右侧胸腔内，其心房、心室和大血管的位置宛如正常心脏的镜中像，常伴有内脏转位，但亦可不伴有内脏转位。

（二）右旋心

右旋心是胚胎发育时期心脏旋转异常引起的一种先天畸形，心脏沿长轴呈逆向转位，转向右胸，心尖虽指向右侧但各心腔间的关系未形成镜像倒转，常合并有大血管转位、肺动脉瓣狭窄和室间隔缺损或房间隔缺损，但不伴有内脏转位，又称孤立型右位心。

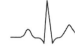

（三）右移心

右移心继发于肺部或胸廓病变，出现心脏右移，仅心脏位于胸腔右侧，左右心腔的解剖位置无改变，不伴有内脏转位。

右位心的解剖示意图如图 4−6−1 所示。

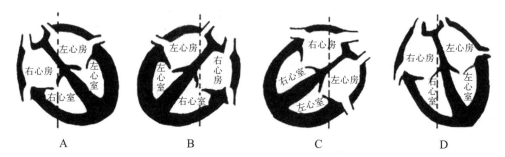

图 4−6−1　右位心的解剖示意图
A. 正常心脏；B. 镜像右位心；C. 右旋心；D. 右移心

二、右位心心电图特征

（一）镜像右位心

心电图特点（图 4−6−2、图 4−6−3）：

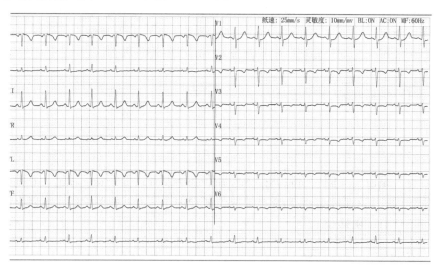

图 4−6−2　镜像右位心纠正前心电图

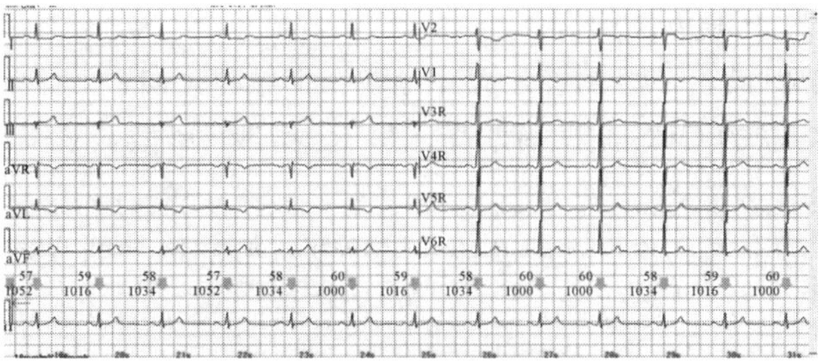

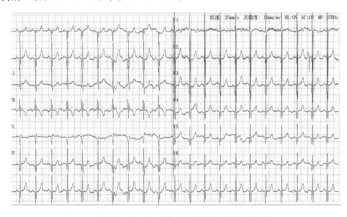

图 4-6-3 镜像右位心纠正后心电图

（1）Ⅰ导联、aVL导联中P波、QRS波、T波均倒置；

（2）aVR导联与aVL导联图形互换，aVF导联图形正常；

（3）V1～V6导联R波逐渐减小，s波逐渐相对增深。

为了准确阅读镜像右位心及其可能合并的其他异常心电信息，除常规心电图外还应加做左右手反接的六个肢体导联和V1、V2、V3R～V6R导联心电图。在诊断右位心时，需排除操作上的误差，必须和单纯的左右手反接相鉴别。左右手反接时只涉及额面的六个肢体导联的改变，心前区导联没有发生改变，即V1～V6导联R波的递增关系是存在的（无合并房室大小异常）。

（二）右旋心

心电图特点（图4-6-4、图4-6-5）：

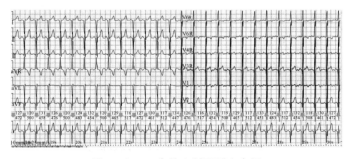

图 4-6-4 右旋心纠正前心电图

图 4-6-5 右旋心纠正后心电图

（1）各肢体导联 P 波极性正常；

（2）Ⅰ导联 QRS 波、T 波倒置，而Ⅱ导联、Ⅲ导联正向；

（3）V1～V3 导联的 QRS 波振幅增高，呈 Rs 型或 qR 型，V5 导联、V6 导联的 R 波振幅降低。

右旋心者可进行不完全校正，即肢体导联不变，心前区导联吸球 V1 放 V6R 位置、V2 放 V5R 位置、V3 放 V4R 位置、V4 放 V3R 位置、V5 放 V1 位置、V6 放 V2 位置。

（三）右移心

心电图特点（图 4-6-6）：由于肺部或胸廓病变导致心脏的位置偏移至右侧，但左右心室的位置并不改变，血液循环的生理关系也正常，心电图中额面电轴右移，波形基本正常，V4～V6 导联 QRS 波振幅降低。心电图可不做校正。

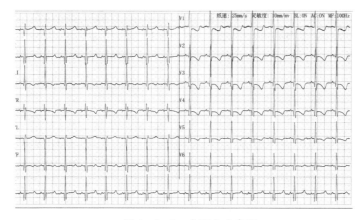

图 4-6-6 右移心心电图

镜像右位心、右旋心和右移心心电图表现和校正方法见表 4-6-1。

表 4-6-1 镜像右位心、右旋心和右移心心电图表现和校正方法

	镜像右位心	右旋心	右移心
额面Ⅰ导联	均倒置（应排除左右手反接）	P1 波直立，T1 波倒置	波形基本正常，电轴右移
横面 V1～V6 导联（QRS 波群）	呈 rS 型，振幅逐次降低	V1～V3 导联 QRS 波振幅增高，V5 导联、V6 导联 R 波振幅降低	振幅递减，尤其 V4～V6 导联降低显著
校正方法	成熟	探索	无法
额面	左右手反接	无法校正	
横面	V1～V6 导联电极依次置于 V2、V1、V3R、V4R、V5R、V6R	V1～V6 导联电极依次置于 V6R、V5R、V4R、V3R、V1、V2	
作用	可校正心脏位置，按常规标准进行分析	仅初步校正横面位置，有助束支阻滞分析	

三、其他心房、心室位置关系和结构异常

（1）单独存在的心房或心室的倒转：仅 2 个心房左-右关系异常，P 电轴向右下方，但是 Q 波仍出现在 V5 导联、V6 导联，提示 2 个心室之间的左-右关系仍然保持；或仅 2 个心室左-右倒置，2 个心房之间的左-右关系正常。后者见于纠正型大动脉转位，其 P 电轴正常，Q 波出现在 V3R 导联到 V6R 导联（图 4-6-7），常常合并房室传导阻滞。这两种情况心尖朝左或朝右将决定其是左位心还是右位心。换言之，心脏在胸腔左侧时也可以有心脏腔室的位置异常。

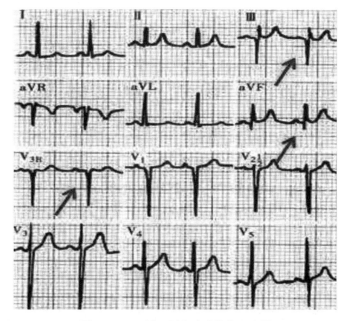

图 4-6-7　纠正型大动脉转位心电图

注：患儿，男，2 岁，V2 导联为 1/2 电压。注意 V3R 导联、Ⅲ 导联、aVF 导联出现 Q 波，而左心前区导联 Q 波缺如。

（2）心房的结构偶有更为复杂的畸形组合，例如心房位置不定（可为双侧右心房结构，或双侧左心房结构），临床上表现为伴有复杂心血管畸形的"多脾综合征"或"无脾综合征"，心电图复杂畸形。

（3）单心室（又称"单室心"或"心室双入口"）：此畸形的本质是心脏仅有单一的发育完整的心室（为右心室结构或左心室结构）；另一个"心室"发育不全，为缺乏流入道的"心室残腔"。后者通常很小，因而左右心房的血流都引流入同一个主心室。正常 Q 波（或 QRS 波的初始向量）是因室间隔的除极产生的，因此可以预料单心室应有Q 波的异常，因为在这种情况下室间隔完全缺如或发育不良。此外，因仅存一个主心室及传导系统异常，相应出现下列心电图异常：

①Q 波（或初始向量）异常：各心前区导联均无 Q 波（见于 60％ 的病例），QRS波初始向量朝前并略向左。各心前区导联均有 Q 波（见于 15％ 病例），QRS 波初始向

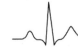

量朝后并略向右。Q波出现在右心前区导联（V～V4R），而左心前区导联无Q波（占25％），其初始向量向左向后。

②所有心前区导联的QRS波形态均相似，可为Rs型、RS型或QR型（图4-6-8）。

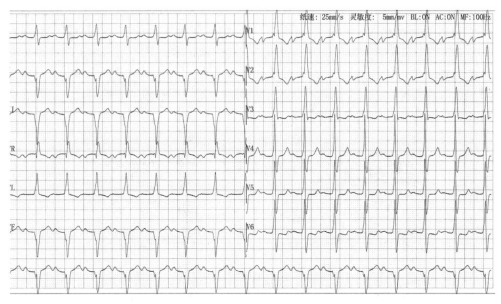

纸速：25mm/s　灵敏度：5mm/mv　BL:ON　AC:ON　MF:100Hz

图4-6-8　单心室心电图

注：患儿，男，15岁，心电图特征为心前区导联均无Q波，合并一度房室传导阻滞。本病心电图主要表现为右心室肥厚，Ⅱ导联、Ⅲ导联、aVF导联呈基本相似的QS型，心前区导联的QRS波形态均相似，为R型、Rs型、RS型，对诊断最有帮助。

③心前区导联电压可为右心室优势、左心室优势或左右心室均优势（左右心前区导联均有高R波）。

④常常合并一度或二度房室传导阻滞、室上性心动过速，或预激综合征。

第七节　其他常见先天性心脏病

关于其余不同种类先天性心脏病，仍然可以总结出一些规律性的心电图特征，下面所列举的便是其中主要心电图改变特点。

一、左向右分流型先天性心脏病

（一）肺静脉畸形回流

（1）完全性：电轴右偏，右心室肥厚，右心房肥大（图4-7-1）。

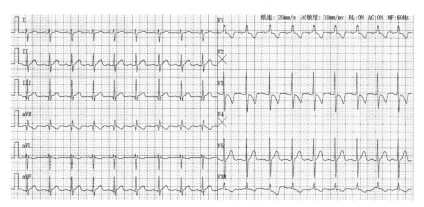

图4-7-1 肺静脉异位引流（电轴右偏，右心室肥厚）

注：患儿，男，1岁。

（2）不完全性：轻度右心室肥厚或右束支阻滞。

（二）房室隔缺损（心内膜垫缺损）

（1）完全性：左前分支阻滞（QRS电轴左偏），右心室肥厚或双心室肥厚，右心房肥大或双心房肥大（图4-7-2）。

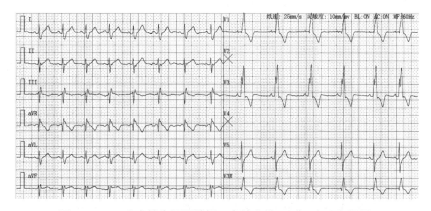

图4-7-2 完全性房间隔缺损（电轴左偏-30°，右心室肥厚）

注：患儿，女，1岁。

（2）部分性：一度房室传导阻滞，右束支阻滞见原发孔型房间隔缺损。

二、右向左分流型先天性心脏病

（1）完全性大血管转位。

①室间隔完整：右心室肥厚，右心房肥大（图4-7-3）。

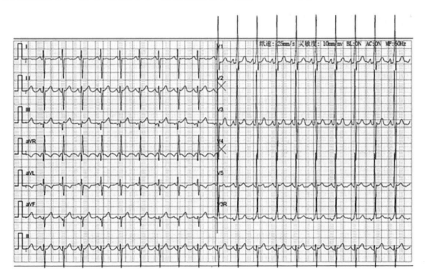

图4-7-3　完全性大血管转位（右心室肥厚，右心房肥大）

②合并室间隔缺损和（或）肺动脉狭窄：双心室肥厚，右心房肥大或双心房肥大。

临床诊断为大血管转位伴有完整的室间隔时，体循环、肺循环血流混合不足，心电图可见右心房肥大、右心室肥厚。对于伴有大量分流的大血管转位病例，心电图可表现为双心室肥厚，但是右心室负荷过重始终是大血管转位的基本心电图特征。

（2）三尖瓣闭锁（图4-7-4）：左前分支阻滞（QRS电轴左偏），左心室肥厚，右心房肥大。

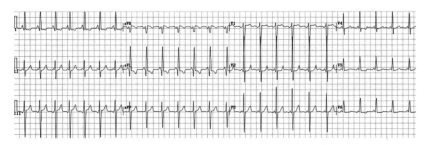

图4-7-4　三尖瓣闭锁（心电图示左前分支阻滞、右心房肥大、左心室肥厚，短P-R间期）

（3）永存动脉干（图4-7-5）：左心室肥厚或双心室肥厚。

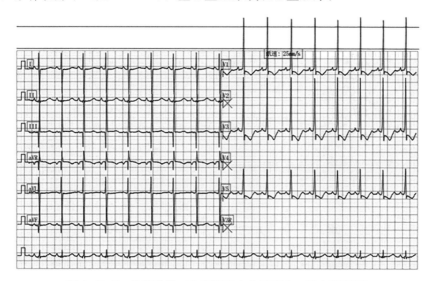

图4-7-5 永存动脉（心电图示右心房肥大，双心室肥厚）

注：患儿，1岁半。

（4）肺动脉闭锁（伴室间隔完整）（图4-7-6）：左心室肥厚。

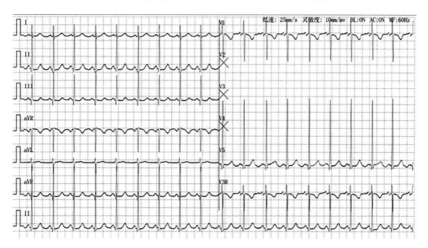

图4-7-6 肺动脉闭锁伴室间隔完整（左心室肥厚）

（5）Eisenmenger 综合征（图 4-7-7）：右心室肥厚或双心室肥厚。

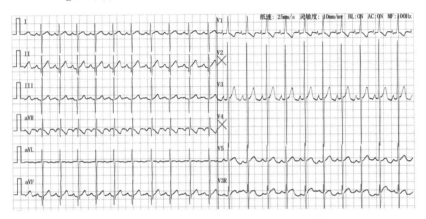

图 4-7-7　Eisenmenger 综合征（双心室肥厚）

（6）Ebstein 畸形（图 4-7-8）：右心房肥大，右束支阻滞，右心前区导联 QRS 波振幅低小。

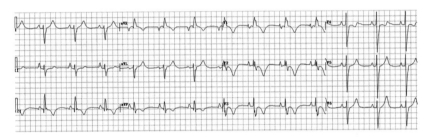

图 4-7-8　Ebstein 畸形

三、其他类型先天性心脏病

（1）主动脉狭窄：轻度、中度，正常或左心室肥厚；重度，左心室肥厚或双心室肥厚，常伴有"劳损"。

（2）主动脉缩窄：＜6 月龄患婴，右束支阻滞或右心室肥厚；年长患儿，左心室肥厚（图 4-7-9），正常，或右束支阻滞。

主动脉缩窄既往被分为二型，即"成人型"（缩窄位于动脉导管开口附近）和"婴儿型"（缩窄位于动脉导管开口近端），前者在半岁以内心电图呈右束支阻滞图形，后者乳儿期为右心室肥厚图形，1 岁以后均逐渐变为左心室肥厚。如果很早出现左心室肥厚，应怀疑合并其他畸形。

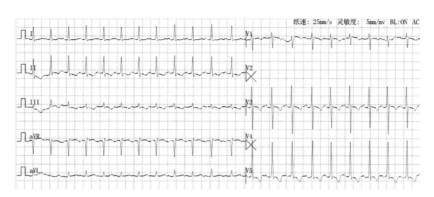

图 4-7-9 主动脉缩窄（左心室肥厚）

（3）左心发育不良综合征（图 4-7-10）：右心室肥厚。

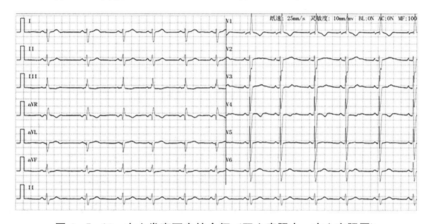

图 4-7-10 左心发育不良综合征（双心房肥大，右心室肥厚）

（4）左冠状动脉异常：起源于肺动脉前侧壁心肌梗死图形（Ⅰ 导联、aVL 导联、V5 导联、V6 导联出现深 q 波和 T 波倒置）（图 4-7-11 至图 4-7-13）。

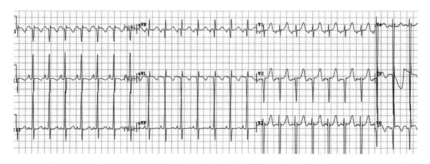

图 4-7-11 左冠状动脉异常（起源于肺动脉）

注：本例 Ⅰ 导联、aVL 导联、V5 导联、V6 导联出现深 Q 波和 ST 段弓背上移，T 波倒置。

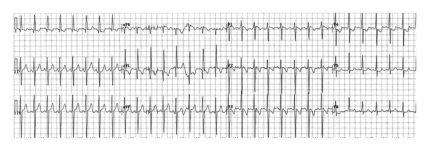

图 4-7-12　左冠状动脉异常（起源于肺动脉，仅有Ⅰ导联或 aVL 导联的 Q 波增深）

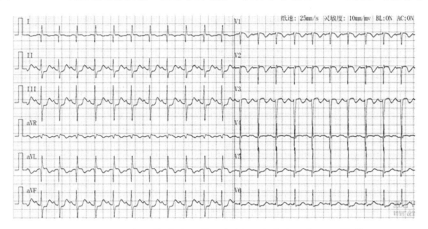

图 4-7-13　左冠状动脉异常（起源于肺动脉，出现Ⅰ导联、
aVL 导联、V4 导联、V5 导联深 q 波和 ST-T 改变）

应注意本病心电图并非都是如此典型，有的病例仅有Ⅰ导联或 aVL 导联的 Q 波增深，偶见没有异常 Q 波的病例，尤其是年长存活者。

（5）纠正型大血管转位（图 4-7-14）：Q 波在左心前区导联缺如，出现在右心前区导联Ⅲ导联深大的 Q 波，电轴左偏（部分病例有预激综合征 A 型或 B 型、一度房室传导阻滞或三度房室传导阻滞）。

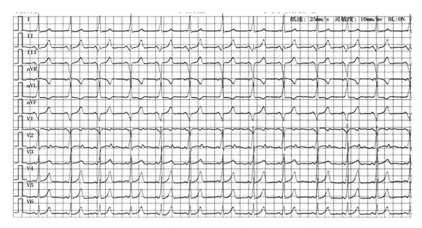

图 4-7-14　纠正型大血管转位（表现为预激综合征 B 型）

总之，当前先天性心脏病主要依靠超声心动图和心血管造影来确定诊断。一般而

言，心电图对先天性心脏病的诊断和病情评估只能起辅助作用。但是对某些病种，心电图的确具有特别的诊断价值。例如，前述的 Q 波分布的规律对纠正型大血管转位和单心室的提示；房间隔缺损电轴右偏或极度左偏对继发孔型和原发孔型的鉴别作用；Ebstein 畸形特征性的 P-QRS 波形等。临床上遇见青紫型先天性心脏病左心室肥厚、电轴上偏，应首先想到三尖瓣闭锁，而一例有发作性呼吸循环窘迫的婴儿心电图有前壁心肌梗死表现，则应高度怀疑左冠状动脉起源于肺动脉的可能。对于其他一些病种，心电图虽然没有确定诊断的价值，但是某些心电图特征的缺如，却可以起到否定诊断的作用，例如完全性大血管转位，右心室承担了体循环的阻力负荷，心电图必有右心室肥厚，缺乏这一征象有助于排除完全性大血管转位的诊断。

第八节　心内膜弹力纤维增生症

心内膜弹力纤维增生症分为原发性心内膜弹力纤维增生症和继发性心内膜弹力纤维增生症两种。原发者病因尚未明确，有人认为与病毒感染有关。继发者由于先天性血管畸形血流动力学改变引起局部性心内膜弹力纤维增生症。病理上根据左心室大小，心内膜弹力纤维增生症分为扩张型心内膜弹力纤维增生症和缩窄型心内膜弹力纤维增生症。扩张型心内膜弹力纤维增生症左心室扩大，左心室内膜弥漫性增厚，胶原弹力纤维增生，可累及腱索与瓣膜。左心房、右心室和右心房心内膜可被累及。缩窄型心内膜弹力纤维增生症左心室小，右心室增大，其他病变相同。扩张型心内膜弹力纤维增生症占95％，缩窄型心内膜弹力纤维增生症占5％。因心内膜胶原弹力纤维弥漫增生变厚，使左心室收缩和舒张受限，从而发生心力衰竭。

心内膜弹力纤维增生症可能的心电图表现（图 4-8-1 至图 4-8-3）：

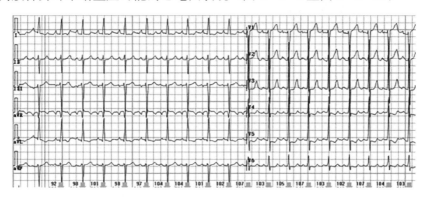

图 4-8-1　心内膜弹力纤维增生症（以左心室扩大、ST-T 表现为主，合并一度房室传导阻滞）

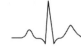

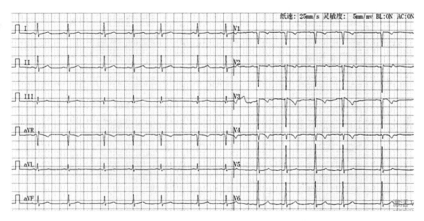

图 4-8-2　心内膜弹力纤维增生症（左心室肥厚，T 波改变）

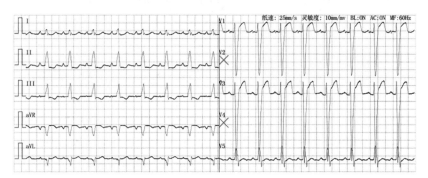

图 4-8-3　心内膜弹力纤维增生症（完全性左束支阻滞，左心室肥厚）

（1）左心室肥厚（占 75%～85%）。

（2）心肌受累 ST-T 改变及出现异常 Q 波（Ⅰ导联、aVL 导联、V5 导联）。

（3）左心房肥大或双心房肥大。

（4）房室传导阻滞、束支传导阻滞、预激综合征。

（5）早搏或阵发性心动过速。

（魏　丽）

第五章　常见后天性心脏病的心电图表现

第一节　心肌炎

心电图是急性心肌炎患者就诊的首选检查项目之一，尤其当患者存在心悸等不适症状时，心电图检查具有一定的临床诊断价值。急性心肌炎可导致多个炎症病灶广泛且不规则分布，引起心肌缺血、心肌损伤或心肌坏死，还可以影响心房、心室、传导系统及心包。由于炎症病灶的不均一分布，一个区域可以影响其他区域，因此其心电图特点是非特异性的，而且变化多样，主要包含两类异常：各种心律失常（如各种早搏、心动过速、传导阻滞等）的心电图表现和心肌损害的心电图表现。后者主要是ST-T改变，包括R波为主的导联ST段轻度下移、T波低平或倒置、Q-Tc间期延长。部分患者就一帧心电图来看，Q-Tc间期没有超出正常范围，但根据一系列心电图动态观察，可能揭示Q-Tc间期在病程中改变的趋势。

（1）QRS波异常：急性心肌炎有功能的心室肌面积缩小，导致QRS波低电压，但心肌炎时有QRS波低电压应排除心脏以外的低电压原因，如胸部皮下脂肪过多、胸腔积液、气胸、肺气肿、心包的脂肪等。由于心肌发生炎症损伤，激动通过损伤或炎症心肌时发生传导减慢，引起传导阻滞、心室激动时间延长；此外，激动通过损伤或炎症心肌时遭遇的阻抗也可使QRS波形态变得不规则，如出现切迹和粗钝。心内膜至心外膜的激动通过炎症或水肿的心肌发生传导减慢和延迟，可引起QRS波时限增宽或延长。

病毒性心肌炎以心律失常和复极改变为主，重症者可发生除极改变，出现异常Q波，预示病情严重。此外，心肌炎症或水肿的心肌组织可压迫左前分支，造成左前分支阻滞。此外，通常还可见既不像右束支阻滞，又不像左束支阻滞的多形、不规则的室内传导。

（2）ST-T改变：ST段及T波改变为心肌炎常见图形。ST段压低或抬高均可发生，取决于内膜下或外膜下心肌损伤。当ST段抬高时，表现为ST段快速降低，与倒置T波相连。值得注意的是，有时ST段改变与急性心包炎类似，如ST段呈弓背向下型抬高。T波异常是十分常见的。在标准导联和左心前区导联可见T波降低、倒置。T波异常是心肌炎敏感但非特异性的诊断标准。此外，少数重症心肌炎患者可见ST段上抬与T波形成单向曲线，类似心肌梗死的图形。多个导联出现一过性坏死型、损伤型、缺血型ST-T改变，类似急性心肌梗死样改变者，多系病毒严重侵犯心肌和心脏传导

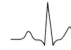

系统引起心肌细胞溶解、坏死、变性与肿胀，损伤坏死面积较大且损害心肌代谢，影响供血所致。（图5-1-1）

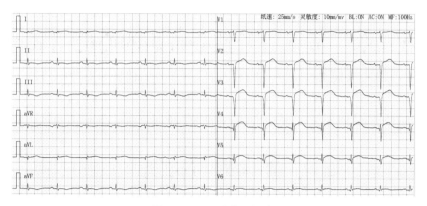

图5-1-1 重症心肌炎

注：患儿，男，13岁，心电图提示窦性心律，电轴右偏+108°，肢体导联低电压，ST-T改变（V2~V6导联ST段上抬0.05~0.2mV，Ⅱ导联、Ⅲ导联、aVF导联T波低平或倒置），异常Q波（Ⅰ导联、aVL导联、V2~V6导联QRS波可见Q波），心前区导联R波递增不良。

应当注意的是，心电图ST-T改变在临床非常常见，但不能据此诊断或者排除心肌炎。心脏神经官能症患者也可有ST段移位或者T波变化，与交感神经兴奋有关，此时运用普萘洛尔试验可协助判断ST-T改变是器质性的或功能性的，但普萘洛尔试验也存在重叠交叉现象，所以普萘洛尔试验阳性者，亦不能完全排除心肌炎的可能，需结合临床体征；同样，普萘洛尔试验阴性者，仅提示有冠心病的可能，需结合其他资料才能明确诊断。此外，某些感染性疾病，也可引起一过性的ST-T改变，需与其他临床资料结合，才可做出诊断。

（3）Q-Tc间期延长和QT离散度增加：心肌炎时由于除极和复极过程减慢，Q-Tc间期延长较为常见，文献报道Q-Tc间期可达0.60~0.70s。此外，心肌炎还常发生QT离散度增加。

（4）心律失常和房室传导阻滞：心肌炎患者可以出现各种心律失常，窦性心动过速和室性期前收缩最常见，也可出现房室传导阻滞、房室交界性心动过速。心房扑动、心房颤动、心室扑动或心室颤动等是较少发生的严重心律失常。

心肌炎可累及传导系统而导致异常，房室传导阻滞比较多见，尤其是一度房室传导阻滞，其他类型房室传导阻滞相对少见，但少数严重病例可见二度、三度房室传导阻滞，其是心肌炎患者猝死的重要原因。当心肌炎患者出现莫氏二度Ⅱ型和三度房室传导阻滞、左束支阻滞时，往往反映心肌炎症广泛，侵犯双侧束支和分支。房室传导阻滞通常是暂时的，在治疗后可消失，但偶尔也可长期存在而成为永久性房室传导阻滞。有些患者急性期时心肌炎经治疗后，房室传导阻滞可从三度转为二度、一度，逐渐恢复正常，但也可在一定环境和条件下，如感冒等，再次出现或复发房室传导阻滞。（图5-1-2、图5-1-3）

心肌炎经治疗后，或随着病情转归，心电图的异常改变可以恢复正常，有时左侧心前区导联的倒置 T 波可能持续数周，甚至数月。如果急性心肌炎转为慢性心肌炎，其心电图改变则类似于扩张性心肌病的心电图表现。

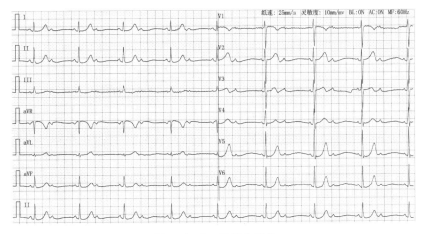

图 5-1-2 重症心肌炎

注：患儿，女，9 岁，心电图提示二度Ⅱ型房室传导阻滞（2∶1 下传）。

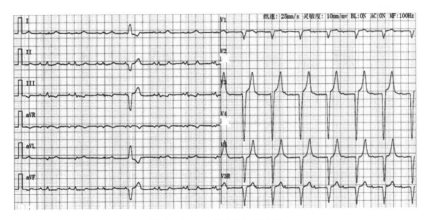

图 5-1-3 暴发性心肌炎

注：患儿，男，7 岁，心电图提示三度房室传导阻滞、室性逸搏心律、电轴左偏−65°、室早、肢体导联低电压。

第二节 心包炎

多数心包炎病例出现有诊断意义的心电图改变。不论病因如何，心电图改变都是相似的。

（1）普遍低电压：此征与急性期心包积液导致的电短路有关，渗出液吸收以后电压可恢复正常，但疾病进入慢性缩窄性心包炎阶段将再度出现低电压。通常低电压定义为每个肢体导联 QRS 波振幅均低于 0.5mV，每个心前区导联 QRS 波振幅均低于 1.0mV。多数情况下，当炎症消退，渗出液吸收后，或心包穿刺后 QRS 波振幅会增高，通常可

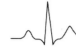

以恢复正常，如果未出现增高的现象，那么低电压则可能是由于纤维素沉积。

（2）电压交替现象：大量心包积液时部分导联 QRS 波的振幅有周期性的改变，称为电压交替现象。其原理是心包积液时心脏悬在渗出液中出现转动性、钟摆样运动，电交替分为不完全性电交替（仅心室波发生交替）和完全性电交替（心房波和心室波都发生交替）。完全性电交替是心包积液的病理性特征，但较少出现，只有在心包大量积液、有心脏压塞征象和心包壁有很多浸润病变时可见到。不完全性电交替虽然较常见，但缺乏特异性，可作为心包积液的辅助诊断之一，但如持续存在并极为显著，则是心包积液的有力证据。

（3）时间依赖的 ST-T 改变：急性期（数小时或 1~2 天）各导联均出现 ST 段抬高，T 波高耸；2~3 天后 ST 段恢复，接近正常，继而出现各导联或者多数导联 T 波平坦或倒置，起病 2~4 周后 T 波倒置，持续 1~2 个月。进入慢性缩窄阶段，T 波普遍低平或倒置。

（4）T 波改变：有 4 个阶段。第一阶段，ST 段抬高时 T 波直立；第二阶段，ST 段恢复到等电线时 T 波低平；第三阶段，多导联 T 波倒置，可持续 2~3 个月；第四阶段，T 波恢复正常。少数慢性病例 ST-T 恢复时间较长。

（5）PR 段偏移（图 5-2-1）：PR 段偏移是急性心包炎最早期的心电图表现，尤其以Ⅱ导联、Ⅲ导联、aVR 导联、aVF 导联、V4~V6 导联等表现明显，通常表现为 PR 段压低，以 TP 段为基线，偏移幅度为 0.05~0.15mV，偏移形态多呈水平型。此外，PR 段偏移方向与 ST 段向量相反，ST 段抬高导联，其 PR 段压低；反之，ST 段压低导联，则 PR 段抬高，尤以 aVR 导联明显。

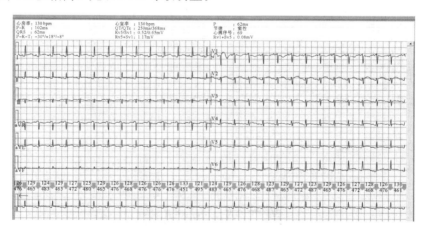

图 5-2-1　PR 段偏移〔Ⅱ导联、Ⅲ导联、aVF 导联 PR 段下移，aVR 导联上抬，ST-T 改变（Ⅰ导联、Ⅱ导联、Ⅲ导联、aVL 导联、aVF 导联、V2~V6 导联 ST 段抬高，普遍低电压）〕

值得注意的是，如果把心前区导联的电极与穿刺针的尾端连接，在穿刺过程中将出现一系列的特征性心电图改变，如进入心包腔时 ST 段突然抬高，穿刺针解除心室肌表面 ST 段抬高加重。这一现象有助于掌握心包穿刺的深度。

第三节　川崎病

川崎病病理基础是以冠状动脉为中心的全身性血管炎。急性期除血管炎外尚可出现心包炎、心肌炎、心内膜炎及传导系统炎症，因此川崎病心电图改变多样且易变，急性期以低电压、窦性心动过速、P—R间期延长、ST—T改变、T波改变与Q—T间期延长多见，提示急性期心肌弥漫性间质性炎症改变及小血管炎、冠状动脉炎导致心肌不同程度供血障碍。心包炎患者出现心包积液时，也可以出现心包炎心电图典型改变。

川崎病急性期严重心律失常者较少见，除窦性心动过速外主要有一度房室传导阻滞、二度房室传导阻滞、窦性心动过缓、不完全性右束支阻滞、左束支阻滞，说明传导系统受累。亦有出现室上性心律失常、室早及室性心动过速的报道。四川大学华西第二医院1例川崎病患儿在起病2天即出现室性心动过速，并伴有休克等血流动力学改变，经治疗后1周缓解（图5—3—1）。

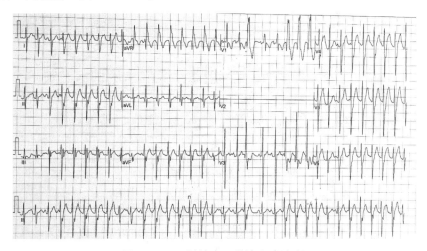

图5—3—1　川崎病（室性心动过速）

注：患儿，1岁2月，住院时病程2天，出现发热、皮疹、球结膜充血表现，心电图示室性心动过速。

异常Q波在川崎病中往往提示严重心肌损害，急性期异常Q波可能为心肌灶性或片状坏死，后遗症期提示心肌梗死。在心肌梗死发生前期，Q—T间期延长可能是发生心肌梗死的危险预测因子（图5—3—2）。

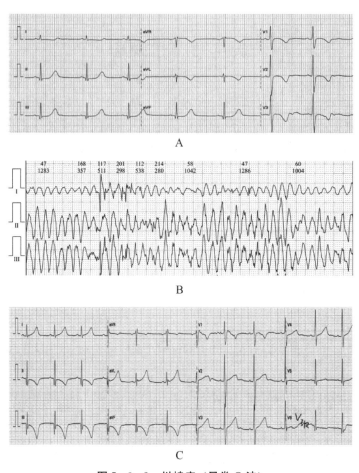

图5-3-2　川崎病（异常Q波）

A．夜间发生心肌梗死前约6小时心电图，

提示Q-T间期延长，Q-Tc间期470ms，入院前心电图

提示Q-Tc间期390ms；B．心室颤动；C．心肌梗死后4天复查心电图提示

Ⅱ导联、Ⅲ导联、aVF导联深Q波且T波深倒置，V4导联、V5导联及V3R导联T波倒置

注：患儿，女，6岁，川崎病病史4年，发现冠状动脉血栓2个月，CT提示近端巨大右冠状动脉瘤伴血栓形成，瘤远端几近闭塞，左冠状动脉轻度扩张性远端狭窄。

第四节　扩张性心肌病

扩张性心肌病（Dilated Cardiomyopathy，DCM）为原发性心肌病中最为常见的类型，其主要特征是一侧或双侧心腔扩大，心室收缩功能减退，产生充血性心力衰竭。心脏扩大、心力衰竭、心律失常是扩张性心肌病的临床特点。扩张性心肌病患者的心电图通常是异常的，但属非特异性，主要是心脏肥大、心肌损害和心律失常，部分表现为QRS波低电压（图5-4-1）。

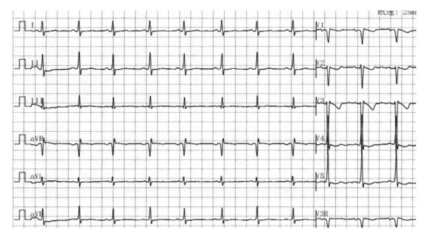

图 5-4-1 ST-T 改变（Ⅱ导联、Ⅲ导联、aVF 导联、V3 导联、V4 导联、
V5 导联 T 波低平或倒置，V4 导联、V5 导联 ST 段下移大于 0.05mV），双心室肥厚

（1）ST-T 改变：心肌病的主要病理变化为心肌退行性变与心肌纤维化。这些病理变化可以影响心肌的复极化过程，从而导致 ST-T 改变，在多数导联可见，ST 段可呈水平型或下垂型轻度下移，变化程度不如冠心病明显。心肌病患者极少出现 ST 段抬高。T 波改变在本病较多见，可以在多数导联中出现低平或者倒置。亦可见 Q-T 间期延长。另外，有研究表明 T 波交替变化是扩张性心肌病患者发生室性快速性心律失常的危险预测因子。

（2）QRS 波异常：①出现酷似心肌梗死的 Q 波，Q>0.04s，Q>1/4R（常在Ⅰ导联、aVL 导联、V5 导联、V6 导联出现）；②左心室肥厚的改变是最常见的表现，大约 1/3 以上的患者可有此改变；③QRS 波低电压，往往提示病程进入中晚期，病情重，与心肌纤维化有关；④QRS 波群异常宽大畸形，为合并室内传导阻滞表现，与广泛心肌纤维化、Purkinje 纤维网破坏或丧失等病变有关。

（3）P 波异常：P 波可呈双峰或 P 波振幅增高，以左心房多见，这是心室舒张末期压力增加，心房内压增高、心房扩大所致，亦是心功能不全的可靠指标。

（4）心律失常：扩张性心肌病在其发生发展过程中可出现一种或同时出现多种心律失常，可表现为室早、阵发性或持续性室性心动过速，甚至心室颤动，也可出现窦性心动过速、房早、心房颤动，还可出现窦房阻滞、房室传导阻滞及束支阻滞。束支阻滞尤以左束支阻滞常见。

第五节 肥厚性心肌病

肥厚性心肌病（Hypertrophic Cardiomyopathy，HCM）是一种由心肌肌小节基因突变所致的以心肌肥厚、心肌纤维排列紊乱为特征的原发性心肌疾病，其病理改变以心室肌肥厚为主，典型者以左心室和室间隔为甚。绝大多数肥厚性心肌病患者心电图异常，甚至在超声检查尚未发现心肌肥厚时，其心电图已见异常变化。Savage 等报告 134

名肥厚性心肌病患者，追踪心电图仅 7％是正常的，这些患者大多无流出道梗阻，因此，心电图异常是肥厚性心肌病的重要表现（图 5-5-1）。

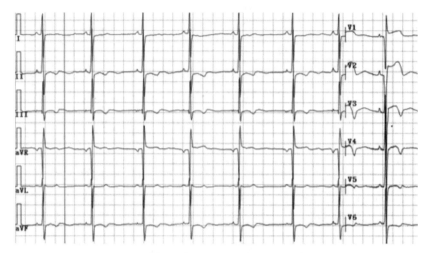

图 5-5-1　异常 Q 波（aVR 导联、V1 导联、V2 导联
Q 波>1/4R 波）和广泛 ST-T 改变（Ⅱ导联、Ⅲ导联、aVF 导联 ST 段下移
大于 0.05mV，Ⅰ导联、Ⅱ导联、Ⅲ导联、aVF 导联、V3～V6 导联 T 波低平或倒置）

注：患儿，男，14 岁。

（1）左心室肥厚和 ST-T 改变：年长儿主要表现为左心室肥厚和劳损。近 80％患者伴继发性或者原发性 ST-T 改变，ST 段大多呈水平型压低。肥厚性心肌病患者长期存在以 V3 导联、V4 导联为中心的巨大倒置的 T 波。心尖肥厚性心肌病往往为心前区导联深倒的 T 波，深达 1.5mV 以上，持久不变。

（2）异常 Q 波：可见于 25％～50％的病例，其发生率仅次于心肌梗死。Q 波深而窄，常<0.04s。通常认为肥厚性心肌病的异常 Q 波是室间隔活动异常和心肌缺血所致，外科手术后异常 Q 波可变小或消失。对于年轻患者，既往无心肌梗死病史，应考虑到肥厚性心肌病。

（3）P 波异常：左心房增大是肥厚性心肌病常见表现，心室顺应性降低增加了心房收缩的阻力，导致心房肥厚。如果合并二尖瓣关闭不全，就可进一步促进心房腔扩大。右心房和（或）左心房增大可继发于心室肥厚，表现为相对应的 P 波异常。当双心房肥厚或增大时，Ⅱ导联可出现高而宽、有切迹的 P 波。

（4）传导障碍：肥厚性心肌病患者窦房结功能不良和高度房室传导阻滞较少发生，而且与扩张性心肌病相比，室内传导阻滞的发生率也较低。右束支阻滞较少发生，常见的传导障碍是左前分支阻滞和左束支阻滞。

①左前分支阻滞：大约 1/3 的肥厚性心肌病患者发生左前分支阻滞，表现为平均 QRS 电轴额平面左偏至-30°以上。儿童肥厚性心肌病患者电轴左偏更加显著。

②左束支阻滞：可表现为完全性或不完全性左束支阻滞，但不常见，主要发生在没有流出道梗阻的有症状患者。手术后发生完全性左束支阻滞较常见。不完全性左束支阻滞心电图表现为 V5 导联、V6 导联 q 波消失，这也可能是并非全部肥厚性心肌病患者

都出现深 Q 波的原因之一。

（5）心律失常：少数患者可呈现房室传导阻滞、快速性室上性或室性心律失常。

第六节　限制性心肌病

限制性心肌病（Restrictive Cardiomyopathy，RCM）的基本病理改变是心内膜和内层心肌的纤维化和附壁血栓形成，导致心内膜明显增厚、心壁变硬，使心室腔缩小、心室的舒张和充盈受限、充盈压升高、心排出量降低和房室瓣关闭不全。

限制性心肌病常伴有非特异性 ST−T 改变，绝大部分患者心前区导联可见 ST 段轻度倾斜型抬高，但也有部分患者 ST 段出现压低。T 波异常大多表现为心前区导联 T 波有切迹或双向 T 波，T 波高峰出现延迟，Q−Tc 间期延长，约 3/4 患者出现异常 Q 波。P 波异常也是较常见的心电图改变，通常可见反映双心房增大的 P 波高尖和双相 P 波。此外，限制性心肌病偶还可见到反映双心室肥厚的 QRS 波高电压，但 QRS 波一般是窄的。

限制性心肌病最常见的心律失常是心房颤动、室性期前收缩、房性期前收缩和室内传导阻滞等。此外，病程中有时还可见房性心动过速、心房扑动、室性心动过速等。

限制性心肌病病程中心电图常会发生变化，如 ST−T 没有变化的患者随诊几年后会发现异常变化，早期通常出现心室肥厚的变化，晚期这种变化可能减轻或消失。

（王晓琴）

第六章　电解质失衡及药物作用对心电图的影响

第一节　电解质失衡对心电图的影响

各种电解质失衡都会影响心肌的除极、复极及激动传导，可伴有心电图上的变化，其中以血钾、血钙的改变对心电图的影响最为明显，首先累及心肌的复极过程为其共同特点。

一、血钾对心电图的影响

（一）高钾血症

高尖对称 T 波是高钾血症患者最先出现的心电图改变，两侧对称的高 T 波是高钾血症患者心电图上看到的第一个变化。当高钾血症变得更加严重时，心肌内冲动传导会逐渐减慢，可出现 P-R 间期延长，P 波减低或消失，最终发生心脏停搏。

心电图特点如下（图 6-1-1 至图 6-1-3）：

（1）T 波高尖，基底部狭窄，呈高而尖的"帐篷样"，两侧对称，在 Ⅱ 导联、Ⅲ 导联、V2 导联、V3 导联、V4 导联最明显。

（2）ST 段压低。V1 导联、V2 导联可出现 ST 段抬高，类似 Ⅰ 型 Brugada 综合征或心肌梗死。

（3）P-R 间期延长，QRS 波持续时间增加。可出现各种传导紊乱，包括右束支阻滞、左束支阻滞、双束支阻滞以及高度房室传导阻滞。

（4）QRS 波增宽畸形。由于严重的传导延迟，QRS 波最终进一步变宽，并可能变成"正弦波"，导致心室静止，完全没有电活动，在心电图上显示为一条直线。

（5）心房静止或停搏可导致 P 波增宽、减低至消失。

（6）高钾血症还可引起电轴左偏或者右偏。

需要注意的是，心电图变化的进展和严重程度与血钾浓度不一定相关。

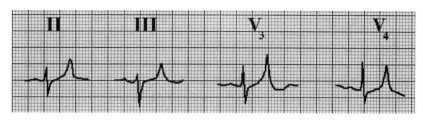

图 6-1-1　高钾血症（血钾 5.5～6.5mmol/L）中基底部狭窄的
高峰值且对称的高尖 T 波和 Q-T 间期缩短

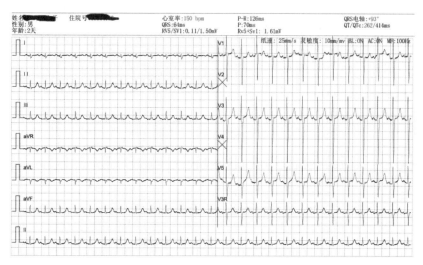

图 6-1-2　V3 导联、V5 导联 T 波高尖

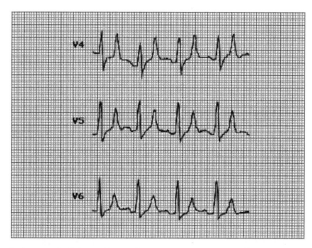

图 6-1-3　中度至重度高钾血症（血钾 6.5～8.0mmol/L）［胸前外侧导联显示峰值，
狭窄（帐篷样）高尖 T 波和 P-R 间期延长，P 波减低或消失，QRS 波增宽及 R 波扩大的
QRS 复合体延长（0.14～0.16s）］

临床意义：

常见病因有代谢性酸中毒、急性大量溶血、尿毒症、急慢性肾功能衰竭、急性肾损

伤、长期保钾利尿剂的使用、大面积烧伤、糖尿病酮症酸中毒等。

（二）低钾血症

低钾血症与高钾血症类似，低钾血症的心电图变化也不一定与血钾浓度相关。血钾浓度低于正常值时，心电图出现一系列特征性改变（图6-1-4、图6-1-5）。

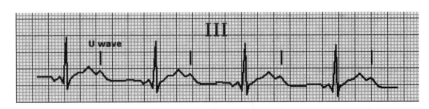

图6-1-4　低钾血症的心电图特征（在T波后出现的U波振幅增加）

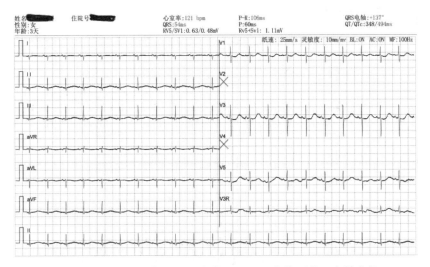

图6-1-5　T-U波，Q-T间期及Q-Tc间期延长，电轴右偏

（1）U波振幅增加，以心前区V2导联至V4导联最为明显。增大的U波往往重叠在T波顶峰之后，使T波呈双峰样。Q-T间期常不易测量，因U波和T波可能融合形成T-U波，而这个T-U波可能被误诊为长Q-T间期，看上去是延长的Q-T间期，实际上是含U波的Q-U间期。

（2）T波平坦或双相，T波的终末部分常因U波的增大而不易辨认，T波、U波融合呈双峰或者双相曲线；Q-T间期延长时，U波可能与T波融合（QT-U波）。

（3）ST段下移。

（4）严重低血钾时P波可以变得更大更宽，P-R间期延长，进而出现窦房阻滞和其他各种心律失常。

二、血钙对心电图的影响

（一）高钙血症

血钙过高在临床并不多见，心电图表现为 ST 段缩短或消失，Q-Tc 间期相应缩短，T 波时限正常。高钙血症导致 Q-T 间期缩短，主要是因为心室动作电位第 2 相时间缩短和 ST 段持续时间变短。T 波近端部分，或 T 波升支的持续时间（测量从 T 波的起点至顶点）也缩短。因此，T 波初始部分有一个陡峭的上升部分（图 6-1-6）。在一些患者中还发现了 PR 间期延长、QRS 波群振幅弥散性增加，V1 导联、V2 导联中 ST 段抬高，以及 T 波低平、倒置或双相 T 波等。

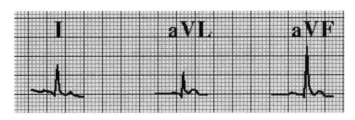

图 6-1-6　高钙血症的心电图特征［短的 Q-T 间期（<0.36s），
其主要继发于 ST 段持续时间的减少。T 波的初始部分呈陡峭的上升］

（二）低钙血症

低钙血症导致心室复极过程延长，特别是动作电位第 2 相。Q-T 间期延长，是由心室动作电位的第 2 相延长与 ST 段延长所致，心电图 ST 段平坦延长（并无偏移），Q-Tc间期亦相应延长，而此时 T 波（与复极时间相关）保持不变（图 6-1-7 至图 6-1-9）。

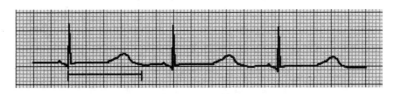

图 6-1-7　Q-T 间期延长［低钙血症的标志，在此示例中，
校正后的 Q-T 间期>0.6s（正常值≤0.44s）］

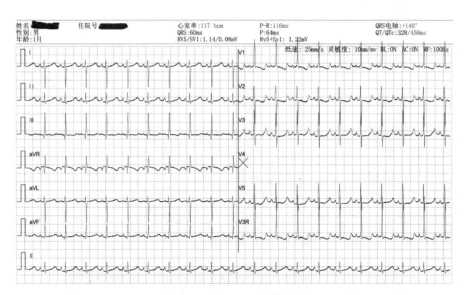

图 6-1-8   Q-Tc 间期延长

注：患儿，男，1月，低钙血症，Q-Tc 间期延长（ST 段水平延长，T 波滞后）。

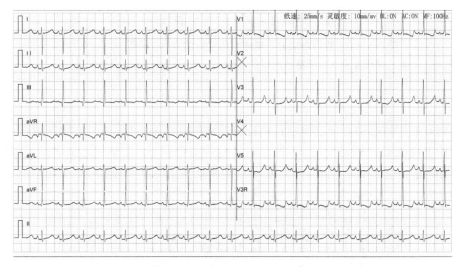

图 6-1-9   低钙血症的心电图

注：患儿，男，12岁，临床诊断为尿毒症，急性肾功能衰竭。血钙浓度为 1.55mmol/L。Q-T 间期 0.4s，ST 段平坦延长在各肢体导联较为明显。

三、血镁对心电图的影响

镁对心肌离子流有复杂的作用，其中镁对钠泵（Na^+-K^+-ATP 酶）的影响很可能最重要。在所有需要 ATP 参与的反应中，镁是必需的辅因子，对 Na^+-K^+-ATP 酶的活化至关重要。镁是一种有效的细胞外和细胞内钙通道阻滞剂。此外，细胞内镁还能深度阻断多种心脏钾通道。

（一）高镁血症

（1）血浆镁浓度高于 2mmol/L 时，开始出现低血压、传导阻滞（窦房阻滞、房室传导阻滞、室内传导阻滞）和心动过缓。

（2）血浆镁浓度为 2.5～5.0mmol/L 时，心电图改变包括 P－R 间期延长、QRS 波时限延长和 Q－T 间期延长。

（3）当血浆镁浓度高于 7.5mmol/L 时，可能发生完全性心脏传导阻滞和心搏骤停。

（二）低镁血症

镁缺乏时，Na^+-K^+-ATP 酶的功能受损。镁缺乏会引起心电图的以下改变，这些改变通常反映了心脏复极化异常：

（1）轻度镁缺乏时，常有 QRS 波增宽和 T 波高尖。

（2）镁缺乏较为严重时，可见 P－R 间期延长、QRS 波进行性增宽以及 T 波低平。

（3）可频发房性和室性期前收缩，还可能发生持续性心房颤动。

（4）低镁血症会促进地高辛心脏毒性的发生。

（5）最重要的临床疾病可能是低镁血症相关室性心律失常，特别是在心肌缺血或体外循环期间。

第二节　药物作用对心电图的影响

一、洋地黄制剂

洋地黄制剂包括地高辛和洋地黄毒苷，在临床上用于两种情况：收缩功能障碍导致的心力衰竭和某些室上性快速性心律失常。心电图上洋地黄的药物效应应当与洋地黄中毒相区分。

（一）洋地黄效应

洋地黄效应主要限于对心室复极过程的影响：Q－Tc 间期缩短；在 R 波为主的导联 ST 段下垂型下移；T 波高度降低，继而出现倒置，T 波的前肢与下垂型下移的 ST 段已无明显分界而其后肢陡峭上升，到达并超过等电线，形成所谓"鱼钩样"ST－T 改变和"先负后正"的双向 T 波（图 6－2－1）。洋地黄作用的另一表现是 P－R 间期延长，但是在小儿中很难区分轻度 P－R 间期延长到底是洋地黄作用还是因为过量，所以临床一般当作过量看待。

洋地黄效应体现在 ST 段和 T 波的改变，可能与缺血导致的变化相似。J 点偶尔降低，更常见的是 ST 段呈凹面向上压低（图 6－2－1）。虽然这些变化在侧壁心前区导联上更明显，但也可能见于肢体导联。

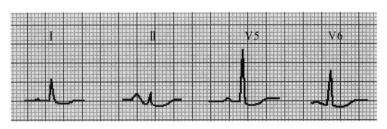

图 6-2-1　ST 段呈凹面向上压低

（二）洋地黄中毒

除了上述 P-R 间期延长（一度房室传导阻滞），理论上对于用洋地黄以后才出现的心律失常，都应该考虑是洋地黄中毒的表现，停药后消失则进一步证实。其中多见的是异位兴奋或（房室）传导阻滞，二者兼有则更典型。洋地黄中毒可能导致快速性心律失常和缓慢性心律失常。一般认为下述几种是比较有特征性的洋地黄中毒心律失常：

（1）室早二联律或室性心动过速（图 6-2-2）。

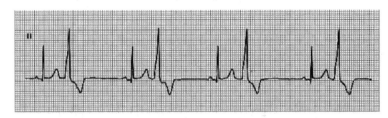

图 6-2-2　窦性心律、室早二联律（每次窦性搏动后均伴有持续时间长
且无明显 P 波的均匀早搏复合波）

（2）房室传导阻滞（尤其是窦性心律时的二度 I 型房室传导阻滞、心房颤动时的高度房室传导阻滞）（图 6-2-3 至图 6-2-5）。

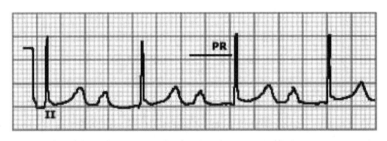

图 6-2-3　窦性心律、P-R 间期延长 0.30s 的一度房室传导阻滞、
持续时间正常的 QRS 波群（较高的 P 波和 P 波持续时间约为 0.12s，
提示同时出现右心房增大）

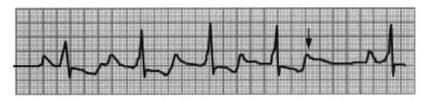

图 6-2-4 二度Ⅰ型房室传导阻滞

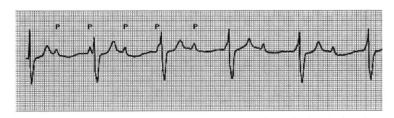

图 6-2-5 窦性心律伴三度（完全性）房室传导阻滞

（3）房性心动过速伴有房室传导阻滞。

（4）非阵发性交界性心动过速伴房室脱节。

（5）双向性心动过速（指 QRS 主波交替向上下偏转的心动过速），儿科少见。

一度房室传导阻滞可能进展为二度Ⅰ型房室传导阻滞。相比之下，单纯地高辛中毒很少引起二度Ⅱ型房室传导阻滞。

地高辛中毒时也可能发生三度（完全性）房室传导阻滞及其他类型的房室分离。

窦性心律伴三度（完全性）房室传导阻滞，有独立的心房和心室活动，每分钟的心搏速率分别为 83 次和 43 次。宽 QRS 波群可能提示有潜在的束支阻滞或心室起搏器的交界性逸搏心律。

二、抗心律失常药物

（一）ⅠA 类抗心律失常药物

ⅠA 类抗心律失常药物奎尼丁、普鲁卡因胺、双异丙吡胺等可致心电图改变。这类"膜抑制剂"引起的心电图改变是相似的，较大剂量时 T 波增宽，Q-Tc 间期延长，T 波变低并可出现高大 U 波，易诱发室性心律失常，尤其是室性心动过速和心室颤动。原则上 Q-Tc 间期延长 25% 以上时应当停药。

（1）奎尼丁：可造成各种各样潜在的心脏毒性，包括导致 Q-T 间期延长的致心律失常作用（可能造成多形性室性心动过速）、减慢房室结传导（可能导致心脏传导阻滞）和低血压。

（2）普鲁卡因胺：普鲁卡因胺的致心律失常作用可以发生在正常血药浓度时，引起各种各样更严重和可能致死的心脏效应更常见于血浆中毒浓度时（普鲁卡因胺+主要代谢产物 N-乙酰普鲁卡因胺的浓度高于 30mg/L，而单纯普鲁卡因胺的治疗范围在 4～12mg/L），包括传导延迟（P-R 间期延长或 QRS 波增宽）、Q-T 间期延长、室性快速性心律失常。心电图改变如下：

①P-R 间期进行性延长或 QRS 波增宽。

②与血浆普鲁卡因胺浓度成正比的 Q-T 间期延长。

③心律失常，如室性期前收缩（单纯性室早、成对室性期前收缩、二联律）和室性心动过速，常见的心律失常是尖端扭转型室性心动过速、心室颤动，房室结传导增加和左心室功能抑制。

（3）双异丙吡胺：致心律失常作用，导致 Q-T 间期延长，可能造成多形性室性心动过速。

（二）ⅠB 类抗心律失常药物

ⅠB 类抗心律失常药物利多卡因、美西律等可致心电图改变。

1. 静脉给药用利多卡因用于治疗室性心律失常，患者通常耐受良好。静脉给药用利多卡因的心血管系统副作用有窦性心率减慢、心搏停止、低血压和休克等。

2. 美西律：可促发室性快速性心律失常。

（三）ⅠC 类抗心律失常药物

ⅠC 类抗心律失常药物氟卡尼、普罗帕酮等可致心电图改变。

（1）氟卡尼：通常耐受良好，有致心律失常作用，可能引起致命性室性心律失常。氟卡尼用于治疗心脏结构正常患者的室上性心律失常时，并未增加死亡率。

（2）普罗帕酮：可引起心动过缓、房室传导阻滞和室性快速性心律失常和（或）缓慢性心律失常。

（四）Ⅱ 类抗心律失常药物

Ⅱ 类抗心律失常药物 β 受体阻滞剂可引起低血压和心动过缓、传导阻滞。

（五）Ⅲ 类抗心律失常药物

Ⅲ 类抗心律失常药物胺碘酮可引起心动过缓和房室传导阻滞，其致心律失常作用非常小，可显著延长 Q-T 间期，但很少引起多形性室性心动过速，除非是合并有低钾血症、低镁血症，以及同时使用其他可延长 Q-T 间期的药物。

（六）Ⅳ 类抗心律失常药物

Ⅳ 类抗心律失常药物维拉帕米和地尔硫䓬可减慢窦性心率（通常在病态窦房结综合征或使用 β 受体阻滞剂时），增加房室结的不应期和经房室结的传导时间，偶尔可延长 P-R 间期，并可抑制左心室的功能。

三、导致 Q-T 间期延长的药物

Q-T 间期包括 QRS 波、ST 段和 T 波，因此，Q-T 间期主要反映心室复极。

长 QT 综合征是一种心肌复极异常，表现为心电图上 Q-T 间期延长（图 6-2-6）。长 QT 综合征可为先天性或获得性，二者可能互相关联。获得性长 QT 综合征通常由药物治疗导致，但低钾血症、低镁血症和心动过缓可增加药物性长 QT 综合征的风险。

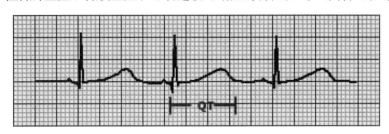

图 6-2-6　Q-T 间期延长

与 Q-T 间期延长相关的药物主要有以下几类：

（一）抗心律失常药物（尤其是ⅠA 类和Ⅲ类）

（1）ⅠA 类：奎尼丁在心率较慢时有钾通道阻滞功能，大多数病例发生于开始用药后 48 小时内，相关因素包括低钾血症和过度心动过缓，治疗前注意仔细纠正低钾血症或低镁血症，如果 Q-T 间期延长则停药，可降低其发生率。双异丙吡胺和普鲁卡因胺也可导致 Q-T 间期延长，但发生率远低于奎尼丁。

（2）Ⅱ类：索他洛尔导致 Q-T 间期延长，呈剂量依赖性关系。

（3）Ⅲ类：胺碘酮可显著延长 Q-T 间期。多非利特通常在治疗最初 3 天内使 Q-T 间期增加幅度最大，患者必须住院接受多非利特治疗，且医院应能测定肌酐清除率、实施心电监护及心脏复苏。

（二）精神药物

如氟哌啶醇、美沙酮等。

（三）抗微生物药物

（1）抗生素类，如大环内酯类抗生素（如红霉素、阿奇霉素、克拉霉素）和氟喹诺酮类抗生素（如环丙沙星、加替沙星、左氧氟沙星等）。

（2）抗真菌类，如氟康唑、伊曲康唑、酮康唑等。

（3）抗结核类，如贝达喹啉、氯法齐明、地依麦迪等。

（4）抗疟疾类，如奎尼丁、奎宁、氯喹、氟喹啉等。

（5）抗病毒类，如沙奎那韦、依非韦伦等。

（四）胃动力药物

如西沙必利，未普遍应用。

（五）非镇静性抗组胺药物

如特非那定、阿司咪唑，目前大多数国家已不再使用。

（六）抗肿瘤药物

如三氧化二砷、伊维西尼等。

对于接受上述这些药物治疗的患者，临床医师应在基线时进行心电图检查，之后定期复查心电图，同时还应进行电解质检查，并在心电图检测到 Q-Tc 间期延长时复查。

（彭 茜）

第七章　常用的心电评估技术

第一节　心电图运动试验

心电图运动试验是通过运动增加心脏负荷，使心肌耗氧量增加，从而观察心电图的改变，间接了解心肌有无缺血的一种方法。

一、适应证和禁忌证

（一）适应证

不明原因的胸痛，存在冠心病高危因素，与运动有关的头晕、心悸、胸闷、晕厥等，评估冠心病的预后，评估抗心律失常药物疗效。

（二）禁忌证

（1）绝对禁忌证：急性心肌梗死（2天内），高危不稳定型心绞痛，急性心肌炎、心包炎，未控制的、伴有症状或血流动力学障碍的心律失常，严重的主动脉瓣或瓣下狭窄，未控制的严重充血性心力衰竭、心源性休克，急性肺栓塞，急性主动脉夹层，严重的高血压和低血压，运动功能障碍。

（2）相对禁忌证：冠状动脉左主干狭窄，肺动脉高压，电解质紊乱，快速性或缓慢性心律失常，高度房室传导阻滞，肥厚性心肌病或其他原因所致的心室流出道梗阻，洋地黄治疗期或洋地黄中毒。

二、运动试验负荷量

目前国内外常用的是以达到按年龄预计的最大心率或亚极量心率（最大心率的85%~90%）为负荷目标，前者称为极量运动试验，后者称为亚极量运动试验。整个过程持续监测心电改变，直至运动终止后心率恢复至运动前水平。进行心电图记录时应同步测定血压。

三、终止指征

（1）在无病理性 Q 波导联 ST 段抬高>1.0mm（V1 导联或 aVR 导联除外）；

（2）收缩压下降>10mmHg 且伴有其他缺血证据；

（3）中度至重度心绞痛；

（4）中枢神经系统症状，如共济失调、眩晕、晕厥；

（5）低灌注体征，如发绀、苍白；

（6）持续性室性心动过速（图 7—1—1）；

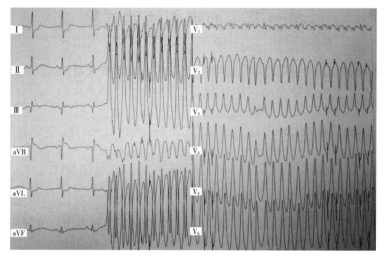

图 7—1—1　患者运动试验诱发室性心动过速的心电图

注：引自"陈双礼，魏蓉蓉，王剑琼. 平板运动试验突发状况及应急处理［J］. 心电与循环，2021，40（1）：63—68"。

（7）检查心电图或收缩压在技术上发生困难；

（8）患者要求终止。

四、运动试验的种类和方法

（1）活动平板运动试验：一种多级运动试验，是目前器械运动中引起心肌耗氧量最高并能人为控制进程与运动耐量的试验。受检者在一定坡度和转速的活动平板上行走，根据所选择的运动方案，受检者可以自由调节坡度和转速，根据极量和亚极量调节负荷量，直到心率达到受检者的预期目标，作为终点。

（2）踏车运动试验：让受检者在装有功率计的踏车上做踏车运动，以速度和阻力调节负荷大小，负荷量分级递增，直到心率达到预期目标。

五、阳性标准

（1）R 波占优势的导联，运动中或运动后出现 ST 段缺血型下移≥0.1mV，持续时间＞2min，运动前原有 ST 段下移者，应在原有基础上再下移≥0.1mV，持续时间应＞2min。

（2）无病理性 Q 波导联，在运动中或运动后出现 ST 段弓背向上抬高≥0.1mV，持续时间＞1min。

（3）运动中出现典型心绞痛。

（4）运动中血压下降超过 10mmHg，或伴全身反应，如低血压休克者。

第二节　普萘洛尔试验

β 受体阻滞药物普萘洛尔（心得安）对 β1、β2 受体均有阻滞作用。对窦房结、心房肌、房室结、Purkinje 纤维等均可减慢舒张期除极速度，降低自律性，降低心肌耗氧量，减弱心肌收缩力。基于上述作用，普萘洛尔被广泛用于心律失常和冠心病治疗，也常被用于临床药物试验。普萘洛尔试验可用于鉴别自主神经功能紊乱所致的非特异性 ST-T 改变与心肌病变引起的 ST-T 改变。

一、适应证和禁忌证

（一）适应证

适用于临床上疑有自主神经功能紊乱，同时伴有窦性心动过速、心悸、气促、多汗、失眠等，心电图 T 波低平或轻度倒置、ST 段轻度压低者。

（二）禁忌证

重症器质性心脏病且合并心力衰竭，严重低血压，严重窦性心动过缓，房室传导阻滞，慢性肺部疾病、支气管哮喘、肺源性心脏病、肺动脉高压，糖尿病，肝肾功能不全等。

二、试验方法

受检者停用影响 ST-T 改变的药物（如洋地黄制剂、β 受体阻滞药物、利尿剂等）3 天。

（一）口服普萘洛尔试验

实验方法：服药前记录常规 12 导联心电图 5~7 个心动周期。受检者口服普萘洛尔（0.5~1.0mg/kg，最大量 20mg），分别记录服药后 30min、1h、2h 的 12 导联心电图，与服药前的 12 导联心电图进行对比分析。

（二）静脉注射普萘洛尔试验

临床极少采用静脉注射普萘洛尔试验。

实验方法：于注射前记录常规 12 导联心电图，静脉注射普萘洛尔（0.1mg/kg，最大量 5mg，5min），记录注药后 5min、10min 和 25min 12 导联心电图，与服药前 12 导联心电图进行对比分析。

三、结果判定

（1）原 ST 段异常，用药后 ST 段恢复到等电线，T 波由用药前的低平甚至倒置转为直立者，为普萘洛尔试验阳性，提示用药前 ST-T 改变是由交感神经功能亢进所致。

（2）原 ST 段异常，用药后部分 ST 段恢复到等电线或 T 波较前增高 50% 者，可判定为改善，提示用药前 ST-T 改变部分与交感神经功能亢进有关。

（3）原 ST 段异常，用药后 ST-T 异常无变化者，为普萘洛尔试验阴性，提示可能 ST 段异常与心肌缺血有关。

四、注意事项

普萘洛尔降心率作用明显，心率低于 60 次/分时，应慎做该试验。

普萘洛尔试验前后心电图改变如图 7-2-1、图 7-2-2 所示。

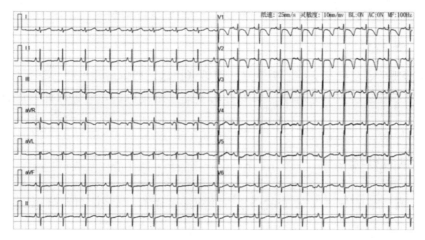

图 7-2-1　普萘洛尔试验前 Ⅱ 导联、Ⅲ 导联、aVF 导联、V3~V5 导联 T 波低平或倒置

注：患儿，女，7 岁。

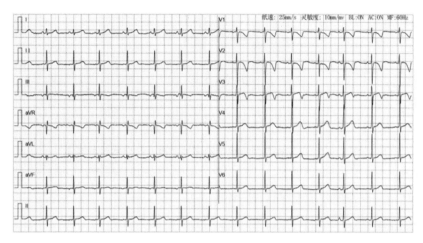

图 7-2-2 普萘洛尔试验后心电图（T 波未见明显异常）

注：与图 7-2-1 为同一患儿。

第三节 阿托品试验

阿托品试验是鉴别病态窦房结综合征的常用方法之一，该法操作简便、安全，临床仍在广泛使用。

一、适应证和禁忌证

（一）适应证

（1）辅助诊断病态窦房结综合征。窦性心动过缓患者，如怀疑病态窦房结综合征，用药，如窦性心律未增至 90 次/分，提示病态窦房结综合征。

（2）判断 P-R 间期延长的临床意义。P-R 间期延长，可能是由于迷走神经张力过高，也可能是器质性心脏病引起。前者注射阿托品后，P-R 间期明显缩短；后者则无变化。

（3）鉴别窦性心动过缓与 2∶1 窦房阻滞。注射阿托品后，窦性心动过缓心率仅微加速，而 2∶1 窦房阻滞的心率成倍增加。

（4）鉴别二度Ⅰ型与Ⅱ型房室传导阻滞。注射阿托品后，Ⅰ型可改善，Ⅱ型则加重（图 7-3-1）。

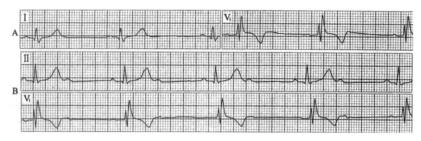

图 7—3—1 阿托品试验提示隐匿性二度Ⅱ型房室传导阻滞

注：引自"赵东华，徐韬，王春兰，等. 阿托品试验提示隐匿性二度Ⅱ型房室传导阻滞 1 例 [J]. 实用心电学杂志，2007（3）：233"。

（二）禁忌证

（1）前列腺肥大。
（2）青光眼。

二、试验方法

（1）阿托品 0.02～0.04mg/kg，一般取 0.03mg/kg，临床应用中一般不超过 2mg，溶于 2～5mL 生理盐水中，静脉注射，1min 内注射完毕，记录 5min 内最快窦性心率。
（2）记录 1min、2min、3min、4min、5min、10min、15min 和 20min Ⅱ 导联心电图，观察窦性心率变化情况。
（3）注射后一般 2～3min 心率最快。

三、阳性标准

（1）用药后窦性心率小于或等于 90 次/分。
（2）出现交界性心律。
（3）窦性心动过缓、窦房阻滞或窦性停搏等。
（4）诱发心房颤动。

四、评价

（1）阿托品试验简单易行，有一定应用价值，偶有诱发室性心动过速、心室颤动、心绞痛的报道。
（2）阿托品试验阴性，不能完全排除病态窦房结综合征。
（3）阿托品试验阳性，也不一定全是病态窦房结综合征。

第四节 经食管心房调搏

一、定义

经食管心房调搏是利用放置在食管内的电极导管，通过心脏程序刺激仪按照预先设定、编排的程序发放电脉冲起搏左心房，用以复制心律失常心电现象、测定传导系统不应期、研究心脏特殊传导现象与心律失常的发生机制、诊断与鉴别诊断心律失常、终止快速性折返性心动过速的无创性心脏电生理检查技术。

二、机制

食管位于心脏的后方，其下段的前壁与左心房和左心室紧邻，将食管电极导管经鼻腔或口腔送入食管内靠近心脏的位置，发放电脉冲刺激即可起搏左心房或左心室，并通过预先设定、编排的程序进行心脏电生理检查及治疗快速心律失常。

三、仪器设备

经食管心房调搏所用仪器设备简单，价格便宜，主要包括：

（1）心脏电生理刺激记录一体机：具有操作简洁，12 导联常规心电图、食管导联心电图同步刺激、采集与记录，实时存储，无纸化操作，图文报告等特点。

（2）食管电极导线：包括 4 极和 5 极的食管电极导线。食管电极建议一次性使用，有益于防止交叉感染和降低起搏阈值。

（3）必要的抢救设备和药品：经食管心房调搏比较安全，但也应建立静脉通道，备有吸氧设备、抢救复律药物（如 ATP、阿托品等）和抢救设备（如心脏除颤仪）等，以防止发生意外。

四、适应证与禁忌证

（一）适应证

（1）窦性心动过缓、原因不明的黑矇、晕厥者，进行窦房结功能和房室结功能的评估。

（2）阵发性心悸，发作呈突发突止，未能记录到发作时心电图者，了解心悸的原因。

（3）心电图记录到阵发性室上性心动过速，进行电生理检查以明确心动过速的类型与机制，评估室上性心动过速的临床意义。

（4）对显性预激综合征患者，了解房室旁道的电生理特性和诱发心动过速；检出高危房室旁道。

（5）终止室上性心动过速、典型心房扑动，评价心律失常风险。

（6）复制某些心电现象，研究其形成机制，对复杂心律失常进行鉴别诊断。

（7）射频导管消融术前筛选及术后判断疗效等。

（二）禁忌证

（1）食管疾病，如食管癌、严重食管静脉曲张等。严重的鼻腔疾病，如反复鼻腔出血，鼻腔及咽喉部肿瘤。

（2）检查前近3天内有阵发性心房颤动发作，已持续4h，未进行经食管心脏超声检查或抗凝治疗者。

（3）严重心脏扩大、重度心功能不全（心功能Ⅲ级以上）。

（4）心电图有心肌缺血改变、近期未控制的不稳定型心绞痛或急性心肌梗死。

（5）急性心肌炎、心内膜炎、心包炎及肥厚性梗阻性心肌病等。

（6）严重高血压。

（7）严重电解质紊乱、尖端扭转型室性心动过速等。

但上述第（3）～（6）种因紧急治疗需要终止心动过速或需利用食管导联心电图鉴别心律失常类型时不在此限，应根据情况权衡。

五、操作与检查流程

（一）签署知情同意书

告知受检者检查、治疗目的及检查过程中会出现的不适、并发症、意外风险及防范措施，并签署知情同意书。

（二）检查前准备

仔细询问病史，了解检查目的，排除禁忌证。检查一般至少在餐后2h以后进行。相关抗心律失常药物一般应停用3天。建立静脉通道，抢救设备与急救药品必须备齐。每次插管前检测心脏电生理刺激记录一体机是否正常。对于不能配合的小儿，可予马来酸咪达唑仑（力月西）或水合氯醛镇静。

（三）插管

通常经鼻腔先插至咽喉部，当导管前端有阻力时，嘱受检者做吞咽动作，轻轻推送即可顺利通过咽部。必要时旋转导管头部方向，有助于电极导管进入食管。根据食管导联心电图心房波、心室波大小和心房波与心室波比例进一步定位。

（四）测试起搏阈值

采用比自身心率快 10~20 次/分的 S1S1 刺激进行起搏阈值测试。

（五）刺激检查流程

（1）RS2 刺激：感知自身 R 波后发放期前刺激。采用 8∶1 模式，RS2 刺激常从 350ms 开始，步长以每次−10ms 扫描至心房有效不应期。初步评估检测窦房传导时间、传导系统各部位不应期，诱发与终止心动过速的条件。

（2）S1S2 刺激：至少选用两个不同的刺激基础周长，其中一个基础周长 600ms（当受检者自身心率>100 次/分时除外），另一个基础周长以短于窦性周期 100ms 为宜，具体根据自身心率适当调整。采用 8∶1 模式或 6∶1 模式，S1S2 间期步长以每次−10ms 扫描至心房有效不应期或者至 220ms 时，此方法可进一步评估或检测传导系统各部位不应期，诱发与终止心动过速的条件。

（3）S1S2S3 刺激：选用短于窦性周期 100ms 的基础周长（与 S1S2 刺激时相同），根据需要，S1S2 周长可以长于基础刺激周长 200ms，也可短于基础刺激周长 200ms，固定 S1S2 周长后加发 S3 期前刺激，S2S3 间期步长以每次−10ms 扫描至心房有效不应期或者至 220ms。评估心脏各部位不应期的变化及提高心动过速诱发率。

（4）S1S1 刺激：选用快于窦性心率约 10 次/分的 S1S1 开始刺激，逐渐增加刺激频率，检测窦房传导时间、窦房结恢复时间、房室结文氏阻滞点、2∶1 阻滞点，诱发与终止心动过速。

六、临床应用

（1）测定窦房结功能：

①窦房结恢复时间（SNRT）试验：指用较高的起搏率暂时抑制窦房结功能，停止起搏窦房结功能从抑制状态中恢复窦房结的自律性，停止起搏后第 1 个窦性激动的出现标志着窦房结自律性的恢复。窦房结恢复时间：正常值应≤1400ms；>1500ms 为阳性；>2000ms 时，可诊断为病态窦房结综合征。（图 7−4−1）

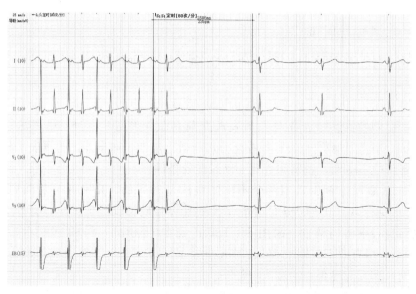

图7-4-1　窦房结恢复时间试验（应用S1S1刺激，以80次/分的频率
经食管起搏心房，刺激持续30s，停止刺激后从最后一个刺激信号的起点测量
到第一个窦性P波的起点，窦房结恢复时间为2586ms，提示窦房结恢复时间延长）

②窦房传导时间（SACT）试验：窦房结对房早的反应区，在整个心脏舒张期中，给予从长到短不同联律间期的房早刺激。这些刺激可逆行传入窦房结，引起窦房结自动除极，即窦性节律重整。因早搏联律间期不同，传入窦房结的程度不同，窦房结重新开始4相自动除极的时间也不一致。因此可出现4个不同的窦性回归周期，又称窦房结对房早的4个反应区，即完全性窦房交接区或窦房结周干扰（房早伴完全性代偿间期）、窦房结内干扰（房早伴不完全性代偿间期）、窦房结不应期（插入性房早）、窦性回波（房早伴窦房折返）。

测定方法：窦房传导时间直接测定法是应用微电极在细胞内完成，显然这种方法无法在人体实现。目前临床采用间接测定法。

间接测定方法包括程控早搏刺激法和连续刺激法，可达到既能控制窦房结的起搏点，又不抑制窦房结自律性的目的（图7-4-2）。

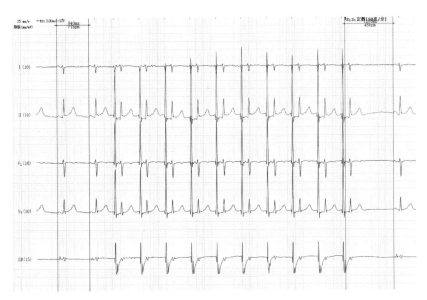

图 7-4-2 连续刺激法

注：窦性心律，心率 71 次/分 (840ms)，给予 10 个频率为 90 次/分的 S1S1 刺激，刺激停止后测量最后一个 S1 脉冲后 P 波到第一个恢复的窦性 P 波之间的距离，为 1280ms。计算总窦房传导时间 (440ms)，假设传入时间等于传出时间，窦房传导时间为 220ms，该值长于窦房传导时间正常值。

结果判定：窦房传导时间正常值<150ms；>150ms 时，为窦房传导时间延长，即窦房传导时间测定阳性。

临床意义：窦房传导时间对病态窦房结综合征的诊断价值低于窦房结恢复时间，但窦房传导时间可以反映窦房结至心房的传导功能，窦房结恢复时间反映的是窦房结的自律功能，将二者结合起来分析，有助于提高病态窦房结综合征诊断的准确性。

（2）测定房室结前传功能：可采用 S1S1 分级递增刺激法测定房室结前传功能；采用 S1S2 法或 RS2 法测定房室结不应期，进而判断房室结前传功能（图 7-4-3）。

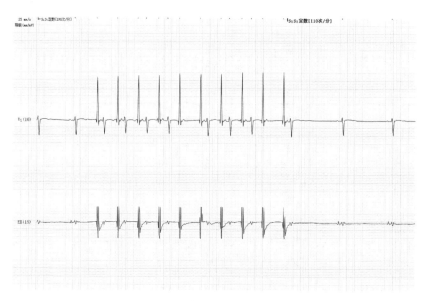

图 7-4-3 房室结前传功能的测定

注：图中起搏频率为 110 次/分，房室结出现 5∶4 文氏下传现象。测试结果提示该患者文氏点为 110 次/分，为文氏点过低。

正常房室结前传文氏点应≥150ms；＜130ms 称为文氏点过低。文氏点过低常见于：房室传导阻滞、隐匿性房室结传导功能低下、迷走神经张力增高、药物影响。

（3）经食管心房调搏诱发和终止房室结折返性心动过速。

①经食管心房调搏可通过 RS2、S1S2、S1S1 刺激检出房室结双径路并诱发房室结折返性心动过速。S1S2 刺激诱发房室结折返性心动过速的成功率最高（图 7-4-4）。

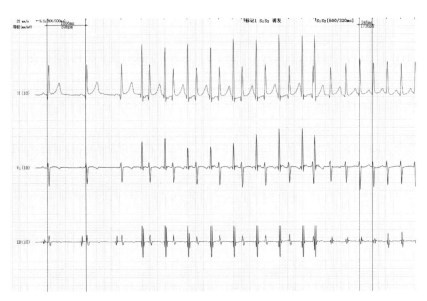

图 7-4-4　应用 S1S2 刺激诱发房室结折返性心动过速

注：患儿窦性心律为 59 次/分，S1S2（600ms/320ms）刺激诱发出房室结折返性心动过速（173 次/分），食管导联可见 R-P 融合（R-P 间期<70ms）。

②心脏程序刺激可终止折返性心动过速。其机制是通过刺激脉冲打入折返环路的可激动间隙而终止折返性心动过速。心脏程序刺激的 3 种方法均可终止折返性心动过速，其中以 S1S1 刺激终止心动过速的有效率最高（图 7-4-5）。

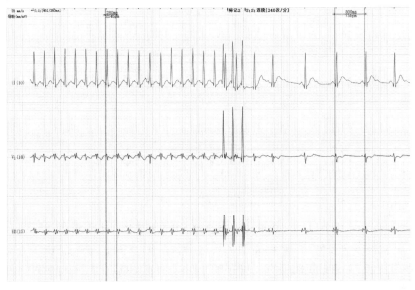

图 7-4-5　应用 S1S1 刺激超速抑制终止折返性心动过速

注：图示房室结折返性心动过速（214 次/分，食管导联 R-P 间期<70ms），通过 3 次 S1S1 刺激心动过速终止，转为窦性心律（75 次/分）。

（4）经食管心房调搏可诱发及终止房室折返性心动过速（图 7-4-6、图 7-4-7）。

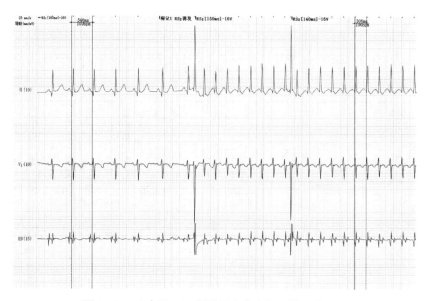

图 7-4-6 应用 RS2 刺激诱发房室折返性心动过速

注：图示通过一次 RS2 刺激即诱发房室折返性心动过速，窦性心律时心室率 109 次/分，心动过速时心室率 109 次/分（食管导联 R-P 间期＞90ms）。

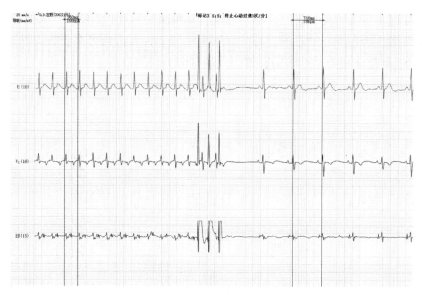

图 7-4-7 应用 S1S1 刺激终止房室折返性心动过速

注：图示心动过速发作图，心室率 166 次/分，食管导联 R-P 间期＞90ms，V1 导联 R-P 间期＜食管导联 R-P 间期，考虑为房室折返性心动过速（左侧隐匿性旁道）。采用 3 次 S1S1 刺激终止心动过速，转为窦性心律 78 次/分。

（5）明确窄 QRS 波心动过速是否为室性心动过速（图 7-4-8）。

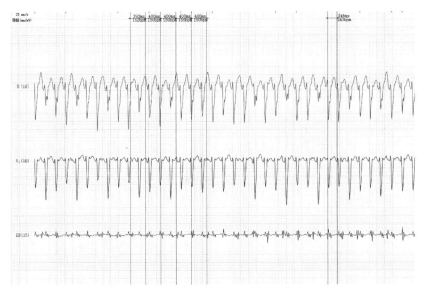

图7-4-8 窄QRS波心动过速的诊断

注：图示心室率243次/分，食管导联可以明确看到P波频率为150次/分，房室分离，故明确诊断此窄QRS波心动过速为室性心动过速。

第五节 其他心电评估技术

一、氟卡尼试验

Brugada综合征是一种由心肌离子通道基因突变引起离子通道功能异常的疾病，临床上约有20％无结构性心脏病患者猝死属于该类疾病。Brugada波是指V1～V3导联出现J波、ST段抬高、T波倒置酷似右束支阻滞图形，它是诊断Brugada综合征的必要条件。

Brugada波图形常呈动态变化，具有多变性、隐匿性和间隙性的特点。心电图检查时，若怀疑是Brugada综合征但不能确定时，可采用氟卡尼试验揭示Ⅰ型心电图（图7-5-1）。

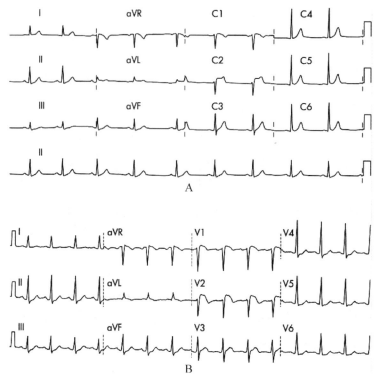

图 7-5-1　静脉注射氟卡尼前后心电图（表现出典型的 Brugada 波）

A. 初始心电图；B. 静脉注射氟卡尼后心电图

注：引自 "Sinha M K，Dasgupta D，Lyons J P. Flecainide challenge test for the diagnosis of Brugada syndrome ［J］. Postgraduate Medical Journal，2004，80（950）：723"。

氟卡尼 2mg/kg，10min，静脉注射（或 400mg，口服）。

二、肾上腺素试验

肾上腺素试验是可用于交感神经功能亢进、副交感神经功能亢进鉴别的一种检查方法。

肾上腺素试验原理：静脉缓慢滴注肾上腺素可引起 α 受体和 β 受体兴奋，一方面使收缩压增高，心率加快，心肌收缩力加强，致心肌耗氧量增加；另一方面，对骨骼肌小动脉扩张作用超过对其他部位缩血管作用时，导致外周血管阻力下降，舒张压降低，加之心率增快，舒张期缩短，可致冠状动脉供血减少，从而诱发冠心病患者心肌缺血缺氧，心电图表现为缺血型 ST 段改变。

方法：受试前停用血管活性药物 72h。受试前先做常规 12 导联心电图。静脉滴注 1∶1000肾上腺素与 10% 葡萄糖混合溶液（浓度 4μg/mL）。自 0.03μg/kg 开始，每 5min 增加剂量 1 次，依次为 0.03μg/kg/min、0.06μg/kg/min、0.12μg/kg/min、0.18μg/kg/min、0.24μg/kg/min 和 0.30μg/kg/min。同时观察症状、心率和血压，于每次增加剂量时和静脉滴注完毕 2min 分别记录 12 导联心电图。出现心绞痛、ST 段改变或严重心律失常时，应立即停止检查，必要时注射 β 受体阻滞剂对抗肾上腺素。

结果分析：在试验中以 R 波为主的任何一个导联出现缺血型 ST 段下降≥0.1mV 并持续 2min 以上者为阳性。注射药物达到最大剂量仍无上述改变者为阴性。

此外，肾上腺素作为外源性儿茶酚胺，实验中随着肾上腺素浓度的增加，可视为进行了逐渐加大运动量的运动（内源性儿茶酚胺逐渐增加），因此，肾上腺素试验也可以用于鉴别儿茶酚胺敏感性多形性室性心动过速。

三、氯化钾试验

功能性 T 波异常与原发性 T 波异常的鉴别较为困难。Wasserburg 报道，口服氯化钾可使功能性 T 波全部正常，而心肌肥大、心包炎及洋地黄作用曲线等引起的 T 波改变，氯化钾不能使其改善。

（1）试验方法：先描记一次 12 导联心电图作为对照，然后口服 10％氯化钾 100mL，于 30min、60min、90min、120min 各描记一次心电图，原发性异常 T 波恢复正常者为阳性，T 波变化不大者为阴性。

关于氯化钾的剂量，亦有学者采用口服 10％氯化钾 30mL，以避免短期摄入大量氯化钾可能导致的室性心动过速、心室颤动和停搏等致命性副作用。综上所述，儿童患者可考虑使用 10％氯化钾 1mL/kg，最大剂量 50mL。

（2）评价：一般认为口服氯化钾可以使过度换气、心脏神经官能症引起的 T 波异常变为正常，而左心室肥大、心肌梗死、慢性冠状动脉供血不足等器质性 T 波异常无明显变化。但另有学者报道口服钾盐后对各种因素引起的 T 波异常都有改善，对于缺血性心脏病的非倒置性 T 波异常，口服钾盐后，大多数也能恢复正常。因此目前认为氯化钾试验对 ST−T 异常的鉴别价值有限。

四、心率变异性检测

心率变异性是指逐次心动周期差异的变化情况，它含有神经体液因素对心血管系统调节的信息，从而可判断心血管等疾病的病情及预防，是预测心源性猝死和心律失常性事件的一个有价值的指标，一般通过 24 小时动态心电图进行检测。

心率变异性是一种公认的定量且无创性研究自主神经活性及评价多种心血管疾病进展的重要指标。致命性的心律失常与交感神经的兴奋性增加、迷走神经的兴奋性减少有关，自主神经系统活动的量化可以通过心率变化的程度表现出来，心率变异性代表了这样一种量化标测。心率变异性降低为交感神经张力增高，可降低心室颤动阈值，属不利因素；心率变异性增高为副交感神经张力增高，提高心室颤动阈值，属保护因素。心率变异性与高血压、心肌梗死、心源性猝死的预测、冠心病、充血性心力衰竭亦有明显的相关性。

目前心率变异性在心血管疾病中的应用价值已得到学术界的一致认可。应用心率变异性可以预测心血管疾病的预后，识别高危人群，以指导临床治疗，降低患者猝死率。

　　对心率变异性的分析实际上是对心动周期变异的分析，对其进行分析的方法也是在不断发展的过程中，目前心率变异性的分析方法主要分为时域分析法和频域分析法。

　　时域分析法是利用统计学离散趋势分析法，分析心率或 R-R 间期的变异。该方法简单易实现，应用较广泛。频域分析法是将随机变化的 R-R 间期或瞬时心率信号分解为多种不同能量的频域成分进行分析，可以同时评估心脏交感和迷走神经活动水平。

（赵　亮　周开宇）

参考文献

［1］ 周同甫. 简明小儿心电图学［M］. 北京：人民卫生出版社，2000.

［2］ 杨思源，陈树宝. 小儿心脏病学［M］. 4 版. 北京：人民卫生出版社，2012.

［3］ 陈新. 黄宛临床心电图学［M］. 6 版. 北京：人民卫生出版社，2009.

［4］ 于维汉. 心肌病学［M］. 北京：科学出版社，2006.

［5］ 赵东华，徐韬，王春兰，等. 阿托品试验提示隐匿性二度Ⅱ型房室传导阻滞 1 例 ［J］. 实用心电学杂志，2007 (3)：233.

［6］ 陈双礼，魏蓉蓉，王剑琼. 平板运动试验突发状况及应急处理［J］. 心电与循环，2021，40 (1)：63－68.

［7］ Agus Z S, Morad M. Modulation of cardiac ion channels by magnesium［J］. Annual Review of Physiology，1991，53 (1)：299－307.

［8］ Agus M S, Agus Z S. Cardiovascular actions of magnesium［J］. Critical Care Clinics，2001，17 (1)：175－186.

［9］ Seelig M S. Magnesium deficiency and cardiac dysrhythmia［M］//Seelig M S. Magnesium deficiency in the pathogenesis of disease. New York：New York University Medical Center，1980：219.

［10］ Dyckner T. Serum magnesium in acute myocardial infarction：relation to arrhythmias［J］. Acta Medica Scandinavica，1980，207 (1－6)：59－66.

［11］ Kelly R A, Smith T W. Recognition and management of digitalis toxicity［J］. The American Journal of Cardiology，1992，69 (18)：108G－118G.

［12］ Seller R H, Cangiano J, Kim K E, et al. Digitalis toxicity and hypomagnesemia ［J］. American Heart Journal，1970，79 (1)：57－68.

［13］ Mahdyoon H, Battilana G, Rosman H, et al. The evolving pattern of digoxin intoxication：observations at a large urban hospital from 1980 to 1988［J］. American Heart Journal，1990，120 (5)：1189－1194.

［14］ Ko D T, Hebert P R, Coffey C S, et al. Adverse effects of β-blocker therapy for patients with heart failure：a quantitative overview of randomized trials［J］. Archives of Internal Medicine，2004，164 (13)：1389－1394.

［15］ Priori S G, Napolitano C, Memmi M, et al. Clinical and molecular characterization of patients with catecholaminergic polymorphic ventricular tachycardia［J］. Circulation，2002，106 (1)：69－74.

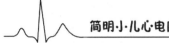
[16] Zimetbaum P. Amiodarone for atrial fibrillation [J]. The New England Journal of Medicine, 2007, 356 (9): 935—941.

[17] Vorperian V R, Havighurst T C, Miller S, et al. Adverse effects of low dose amiodarone: a meta-analysis [J]. Journal of the American College of Cardiology, 1997, 30 (3): 791—798.

[18] Goldschlager N, Epstein A E, Naccarelli G, et al. Practical guidelines for clinicians who treat patients with amiodarone. Practice guidelines subcommittee, North American Society of Pacing and Electrophysiology [J]. Archives of Internal Medicine, 2000, 160 (12): 1741—1748.

[19] Yang P, Kanki H, Drolet B, et al. Allelic variants in long-QT disease genes in patients with drug-associated torsades de pointes [J]. Circulation, 2002, 105 (16): 1943—1948.

[20] Nielsen J, Graff C, Kanters J K, et al. Assessing QT interval prolongation and its associated risks with antipsychotics [J]. CNS Drugs, 2011, 25 (6): 473—490.

[21] Li E C, Esterly J, Pohl S, et al. Drug-induced QT-interval prolongation: considerations for clinicians [J]. Pharmacotherapy, 2010, 30 (7): 684—701.

[22] Yap Y G, Camm A J. Drug induced QT prolongation and torsades de pointes [J]. Heart, 2003, 89 (11): 1363—1372.

[23] Tisdale J E, Chung M K, Campbell K B, et al. Drug-induced arrhythmias: a scientific statement from the American Heart Association [J]. Circulation, 2020, 142 (15): e214—e233.

[24] De Ponti F, Poluzzi E, Cavalli A, et al. Safety of non-antiarrhythmic drugs that prolong the QT interval or induce torsade de pointes: an overview [J]. Drug Safety, 2002, 25 (4): 263—286.

[25] Viskin S, Justo D, Halkin A, et al. Long QT syndrome caused by noncardiac drugs [J]. Progress in Cardiovascular Diseases, 2003, 45 (5): 415—427.

[26] Straus S M J M, Bleumink G S, Dieleman J P, et al. Antipsychotics and the risk of sudden cardiac death [J]. Archives of Internal Medicine, 2004, 164 (12): 1293—1297.

[27] Sinha M K, Dasgupta D, Lyons J P. Flecainide challenge test for the diagnosis of Brugada syndrome [J]. Postgrad uate Medical Journal, 2004, 80 (950): 723.